こころのライブラリー　4

エイジレスの時代

高齢者のこころ

長谷川和夫　下仲順子

黒川由紀子　亀口憲治　高江洲義英

高橋祥友　荒井由美子　森嶋由紀子

星　和　書　店

Seiwa Shoten Publishers

2-5 Kamitakaido 1-Chome
Suginamiku Tokyo 168-0074, Japan

目次

エイジレスの時代

——高齢者のこころ

座談会　エイジレスの時代

長谷川　和夫
聞き手　下仲　順子

長くなった人生の後半期

下仲　老年期の臨床を中心に先生の今までの臨床経験からいろいろお話をしていただきたいと思います。最初に、日本は高齢化社会になった今日も平均寿命が世界第一位を維持していることが新聞に載っていました。平均寿命が伸長して人生の後半期が非常に長くなってしまったことがいわれていますけれども、それにまつわるいろいろなことを先生にお話ししていただきたいと思います。

長谷川　今のお話のように、人口の高齢化ということで、全人口の約一四%が六五歳以上の老人です。約一七〇〇万人くらいです。ですから六五歳以上としても大きな人口の対象です。六五歳としてもその後の人生が長いわけです。だから、二〇年とか二五年という年代を生きるということになります。もうひとつの特徴は、非常に個人差が著しいことです。大変元気な人、エイジレスとまったくいっていいようなグループと、それから非常に虚弱なグループとがあるわけですから、多様な対象を老人と一口に言っても問題じゃないかと思うんですね。

下仲　そうですね。

長谷川　老年期は個人差と環境差とか、今までのその人の履歴の集大成ができてくるわけだから、非常に複雑な問題を抱えた対象だということがひとつあると思います。私は国際会議に行ってみると、あるいは国際会議を私自身主催すると、その時に非常に驚くのは、外国の老年心理学の研究者とか臨床家の層がすごく厚いことなのです。

下仲　層が厚いといいますと?

長谷川　心理学の研究者、日本に比較して臨床家が著しく多い。特に思ったのは日本はあまりにも医学のグループの研究者が、強大で大きい。欧米諸国は老人の先進国といってもいいと思うんですが、そのグループの人たちは、医学関係の研究者は少なくて、むしろ逆に社会学とか心理学とか精神医学の研究者が非常に多いんですね。ことに心理学が多いですね。

下仲　そうですか。

長谷川　日本に比べるとね。こういうことが国際会議にでていくと非常に認識させられます。日本で老人の国際会議をやりますね。国際老年精神医学会という学会もありますけど、そうではなくて老人全体を対象にするような研究領域、いわゆる老年学です、約二〇年前に、日本で国際老年学会が行われたときも感じましたね。そういう状況だからなぜ日本で精神医学や心理学領域における老年学者と専門家が少ないのか? かなり歴史はあるわけなのに、と。老人を対象とした老年医学がスタートした頃からというふうに考えるとね。

下仲　戦後ですか？

長谷川　戦後ですね。

下仲　もう何十年の歴史がありますね。

長谷川　そうですね。それにもかかわらず、こういう状況だというのはどういうことなのかという問題意識を僕自身がもつわけです。僕は精神医学領域で働いていますけれども、心理学専攻の人たちと毎日の臨床でかなり緊密な関係をもって臨床をしています。最初の頃は、例えば、診断の補助的な手段として心理士が関与してきているというような状況で、ロールシャッハテストなどを依頼するというようなことが主でした。最近、抗痴呆薬の開発というような場合、薬物を投与して痴呆を治すことは、つまり知能を治すこと――これは知能障害のレベルの把握がエンドポイントになるときに、評価が大切になります。例えば、臨床医が家族からの情報とか、本人を診察して知的機能が改善されていると判断することのほかに、客観的なデータとして、知能障害が軽快しているかどうかを心理テストからみなくてはならない。こちらがお願いして心理テストをしていただいて、それをもとに臨床評価をするというのだけじゃなくて、心理士に独自に評価をしてもらう、その二つの評価をもって最終的な評価にする。しかも知能障害テストを長谷川式スケールなどの簡単なものじゃなくて、ある一定の決められた認知機能の障害を検索できるような心理テストを使うとかとなると、これはもう片手間にできる仕事ではなくなって、心理士のかたにおまかせして、評価をきちんとしてもらう。お年寄りを評価する心理テストをしていただくかたの重さがちがってきていると思います。しかし今、心理のかたが常勤で働かれて、そういうことのできる施設というのは数えるほどしかないのが現状です。

下仲　そうですね。

長谷川　僕のところはやっとやれる状況です。

下仲　あとは聞いたことがない。

長谷川　もし、厳密な評価をしてくれって言われたときに大部分の施設ができない。しかし患者さんは多数。お薬もある。国民も切望している。そのときに少数の施設しかそういう状況でないというのは困る。開発はそこで大変な障害がおきてしまいます。

下仲　それは大きな問題だと思うんですね。ただそれはサイコロジスト自身の責任ではなくて、むずかしい問題ですね。

長谷川　そう、だからそういうシステムをつくらなければならないのですね。

下仲　そうなんですね。そういう基本的システムというものが日本ではないんですね。外国ではどのようになっていますか？

長谷川　そういうことは単純な臨床というより臨床治験の問題ですので、いろいろな複雑な問題もありますが、日本はそういう方法を打ち立てるという第一歩のところでひとつの障害を生みだしている。それから広い学問というか、先ほどエイジレスという言葉がありましたけれども、やっぱり病気になったところを評価するというのは老年心理学の一部であって、広いエイジレスの健康なお年寄りの心理の研究が育っていかないといけない、と思います。エイジというのは、六〇歳とか六五歳というところから突如としてスタートするわけではなくて、ずっと連続性がある。連続しているこのなかで非常に大切なことは、個体のもつ適応というようなこととか、コーピングとか発達です。ひとつの言葉でいえば単に適応でしょうけれども、個人の側からみると、発達という言葉のほうがいいかもしれない。それはかならずしも若いときのような上昇だけを目標にした適応でないかもしれませんけどね。現実のエイジというのはやはり生物学的に規定されたものであって、これはやっぱり受け入れていかなければならない。ただその場合も今までの適応能力をふまえたうえでの適応であると思う。発達という連続性というものを考えなくちゃいけないですね。もうひとつは、ある個体にとっては実存的な意味というのがありますね。個体が加齢現象をうけとめる、これは生物学的な加齢もあるかもしれないし、もうひとつ社会的影響による老年期に伴う変化というのがありますね。

下仲　定年とか。

長谷川　そうです。例えば平均寿命は、男性は七六歳、女性は八二歳ですが、その場合に五〇歳の人がうけとる七六歳と七四歳の人がうけとめる七六歳とはずいぶんちがうでしょ。

下仲　ちがいますね。

長谷川　あと二〇年もある人とあと二年の人とでは、あと二年の人はそういうとき、実存的な生存は終わりなんだという認識があるよね。それに対してやっぱり考えるだろうと思うんですね。四〇、五〇のときには考えないような課題だと思うんですね。そういう実存的な問題が最終にありますけれども、その前にいわゆる社会的に職を失って誰も自分を顧みなくなったとか、経済的な自立を失って子どものところに身を寄せているといった社会的に環境が変わることによるいろんな思いがあり、さらに身体的にも、糖尿病はひどくなり、血圧も高いから薬を飲まなければならないとか、寝たきりになってみんなに迷惑をかけたらどうしようとか、いろんな思いがどんどん押し寄せてくるでしょ。それにやっぱり対処していかなければならない。しかしそういうこともあるにもかかわらず、老年期はひとつの発達の時期というか、今までの適応能力を土台にした老年期というのがあるわけです。決して老年期は、弱々しいという感じでもない。むしろ、今までの適応能力で生きてきた人間は挫折を繰り返して乗り越えてきた人ですからね。したたかな強さをもっているにちがいない。これには個人差があって、そこからいろんな課題がでてくると思うのですね。そういうのを研究し、理解していくのが、老年心理学者の重要な課題で、病気ではない、健康な人たちの心理学を、児童心理学と同じようなウエイトで発展させていくということが考えられればいいんじゃないでしょうか。それが本来の老年心理学の課題じゃないか、前に述べたテストよりもっと広い大きな、お年寄りの福祉とか、人間を理解するような大きな学問ですね。老人の人格とか、性格とかはどうなっているのかとかに真正面に取り組んでいく心理学者がどんどん育っていくということが大切じゃないでしょうかね。

下仲　そうですね。先生のおっしゃったことと期せずして発達心理学の分野でもそういう見なおしが大事だということが数年来言われてきておりまｓす。発達心理学も子どもを中心に見ていた、だけど子どもが大人になり、そして中年になっていくことに関心がなかった。しかし彼らが大人に向かって発達していくのを見て、成人期の発達研究も必要になってきたし、彼らの母親も父親も老人になっていくことから老年心理学の研究も必要である、つまり生涯発達心理学として人間を見なければならない、先生が今言われていることと同じだな、と思って聞いていたんです。

長谷川　もうひとつ付け加えると、老年期は、本当に人間にだけ与えられた、人間がここで人間であることを問われる時期じゃないかと思うんですね。つまり役職とか社会的な活動とかそういう鎖でつながれていた人間というものから脱却して肩書きがなくなった人間になったときにね、今までの人生がそこで問われるわけですよ。そこの心理学というのは非常に重要ですね。本当の人間をとらえられるチャンスがそこにある。

下仲　人生五〇年の頃、その時期がなかったんですね。

長谷川　そうです。正常心理学というか、本当の人間になったときの心理学というか。今までは職業心理とか適応の心理とか社会に合致して適応しているか、そうでないかが中心の感じでしょう？発達もそうだよね、教育心理学が一番大きかったでしょ？　そこからＩＱの問題とか、社会に適合するところでいろいろ葛藤をもったり、多様な理論がでてきたわけですけれども、そうではなくて、まだ本当の人間をとらえていなかったのじゃないのかな。嘘の社会とかみ合った人間。

下仲　真の人間じゃなくって生きるための人間。

長谷川　そうそう、で、エイジレスになったその老年期こそ本物の人間ができているんじゃないか、非常に貴重な資料があるんじゃないかと。

下仲　人生五〇年の頃はなかったですね。先生のおっしゃる社会に適応するための人生であって、それで定年とともに亡くなられてたわけですか。

長谷川　そう、だから老人の心理というのは年をとってくると考えが狭くなる、スピードが遅くなるとか、あるいは性格の強い口調がでてくるとか、反対になるとか、かなり損失に伴ったネガティヴなものが前景にでてくる。いいことはないという感じでしょ。

下仲　そうです、そうです。

長谷川　そうじゃなくて、もう少し見なおしてもいいのじゃないかと。エイジレスということは、エイジがなくなるってことだから、本来の人間としてもっている姿だと解釈すればね、そこにもう少しポジティヴなものが評価されていいんじゃないかと。それはどういうふうに研究するとかっていう方法論の問題もでてくるんじゃないかと思いますね。非常にむずかしい課題だと思うけれども。

下仲　でもやはり、今までの生物学的曲線から人間は年をとると低下しますよというのを心理学に当てはめて、そこばかり見てきたためにかなり老年期のイメージが暗いものになってしまったというのが、いままでの老年心理学の研究だったのですが、この数年どんどん変わってきてます。そのあゆみから、先生のおっしゃる方法論というのは、ここからいろいろ探索していかなければならないと思うのですけれど。

長谷川　やっぱり、老年期で特徴的なのは内面思考的になりますね。精神内界の活動というのは非常に活発になるんじゃないかと思います。若いときは外にちらちら目を奪われてしまって、あれをしなくちゃならない、自分を支えなければいけない、家族を支えなきゃいけないといった立場と競争がある。これが退職する前までずーっとしばらく続くわけです。男性もそれから女性もそうだと思いますが、社会と生活していく場合にはつねにそういうことが課題になってくる、外にかなり注意を向けなければならない。内面で考えているのはみな外からの反映が多かった。しかし外がなくなったときに、内面的なものに向けざるをえないからね。それから外を見たときでも第一線のときの外とはもうちがうわけだから、老年期における精神内界の豊かさというか、内容もちがった豊かさになってきている。次元のちがう豊かさかもしれませんけどね。

下仲　ニューガーテンもかつて、老年期は内に向かうということを述べていましたが、先生が今おっしゃった内面的な豊かさのなかに向かっていくことを述べていたのですね。

長谷川　それから当然実存的な問題もでてくるでしょう。哲学や宗教のような精神内界での、次元のちがった面への強調性がでてくる。それを心理学がどういうふうにとらえるかが大きいんじゃないでしょうか。

下仲　そうですね、まさに老年期は自分が問われる時期ということでしょうか。それによって豊かになっていく人と、今までの人生のつけがまわってくる人があり、それが個人差につながっていくということですね。

長谷川　そうです。私は最初に痴呆の評価のことを当面の課題としていましたけれども、そういう内面性とか豊かさとか実存というようなことは、結局老年期の人たちが迎える終末期をどう援助するかといった課題もでてくる。そこで心理臨床家の役割が期待されるのじゃないでしょうか。

下仲　そうですね。元気で健康であるとしても自分の老いを認めるとか、あるいは身体が弱り、そして病気になって死を迎えるときにその死をどういうふうに受容するのかという課題を、いくら内面が豊かで強いものをもっていた人であっても、サポートしてくれる人があればいいと思いますね。たとえ強い人であっても……。

長谷川　今まで強くてもね、そのときになったらどうなるかわからないよね。

老年心理臨床の必要性

下仲　現在、ターミナルケアが看護婦とか精神科医のなかで行われていますが、マイナーな人びとのためのターミナルケアですね。例えばガンの患者さんとか。そういうかたたちに対してほとんどの心理臨床家は、まだ直接に携わるのが少ないのが現状ですけれども、いろいろなターミナルケアがあると思うんです。

長谷川　そう、だから死を宣告されて一カ月前という患者さんがいるかもしれない。けれどもそれが永々と続いている人もいます。例えば、老人ホームのなかで慢性病をもつ人びともね、これもひとつのターミナルのステージにおられると考えられなくもないでしょう。要介護老人に対して、私たちは身体への援助というのは非常に上手になったけれども、心理援助に関するというかサイコロジカルなサポートが、お年寄りもそうですけれども、介護する人とか、家族とかに必要なのです。それがいたずらにいろいろ紛糾していて適切な処遇がうまくいってない事例というのがいくつもいくつもあるんですね。そういうようなところでも臨床心理のフィールドがあるということは確かですよ。要介護老人に対して身体介護というのはみんな分かっているんだけれども、心理介護については老人をとりまく介護者が困惑しているのが現状です。例えば、老人ホームに僕もときどき行ってるんですけれども、老人心理を理解するために、カウンセラーや、介護のアドバイザーがいることはいいんじゃないかと思うことはありますね。うつ病とか分裂病とかじゃなくて、性格的に、精神的に非常に偏った考えをしているように見える人がときどきいますが、それを周りの人はあまりにも理解できなくて、ただ頑固だとか落ち着かなくて困るからお薬を出してくださいと言ってきたり、あるいは拘束するとか閉じ込めるとかで処理しようとしている場合に、介護者と老人とのあいだに立って心理的な問題点を指摘して、こういうケアをしたらいいんじゃないかと、アドバイスをしてくれる人が必要と思いますね。

下仲　さっき先生がおっしゃいましたように、その社会的な顔がなくなって自分そのものになってしまうと、これから付き合っていくのは家族が中心になってくると思いますが、そういったなかで、かつてなかったような老人問題を経験なさいますか？

長谷川　これが、なかなかビジブルじゃないんです。毎日の生活でお年寄りと同居している人も同居しなくてもお年寄りと地域で生活している場合、お年寄りと一緒にいろんな心理的な体験をしていると思います。しかし、元気な老人に対して、たとえいろいろな問題があっても、積極的にこちらから介入することはありえないと思うんです。余計なお世話ですよね。だけど一人暮らしで食事を支給してあげなくちゃいけないとか、病気は治ったけれども足が不自由で動けないといった人たちに対しては地域でのケアというんですか、介護支援センターとかからホームヘルパーが派遣されて関与しています。ホームヘルパーの人たちは家事援助が仕事なんだけれど、最近では家事援助よりカウンセリング的なところが多くなってきているんです。そういうときにホームヘルパー自身が対応に困ってしまうわけなんですね。話を聞くだけならいいけど、それからさきどうしていいかわからない。そういうときにサイコロジストがホームヘルパーと一緒に訪問してあげるとかアドバイスしてあげるとか、さっきの老人ホームの要介護老人に対する臨床心理的なアドバイスと同じようなことが介護支援センターでも必要とされているわけです。

下仲　サイコロジストは数はすごく多いんです。

だけどその老人関係での領域では、活躍しないのか、あるいはできないのか、その点がはっきりわからないんです。現実的にはそういう人が少ないということです。それはサイコロジストにも問題があるのかもわかりませんし、あるいは組織というか、政府というか、組織側の問題かもわかりません。でもやはりサイコロジストもそういうところで、自分たちが地域での老人介護において必要なんだと要求していく必要もありますね。

長谷川　そうですね。ひとつはやっぱり社会が必要性を認識することも大切なんですけれども、それを育成する場所は必要ですね。精神科医だってそういうトレーニングシステムがまだ作られていませんから。学会ができただけですからね。社会的に認知された、あるいは学会から認知されたトレーニングシステムというのはまだ作られていないんですよ。精神科医の場合は、医学全体のトレーニングシステムが明確化されていて、免許制があるからやりやすい。社会的なニードがあるから、やがて作られるにちがいない。だけどサイコロジストの場合はそこが問題ですね。

下仲　そうです。教育からいいますとまず、大学で老年心理学の講座がほとんど開かれていないということです。大学教育のなかで心理学というと、子ども中心の心理学になってしまう。それは教えるがわの問題にもなってきますが、それにしても老年期の臨床、それが地域であれ、施設であれ、場所はちがっていても老人に対してあまりにも関与が少ないというのが現状ですね。非常に残念なことだと思います。

老年者のかかわりと痴呆スケールの誕生

下仲　話は変わりますが、先生は若いときから老人を対象にずっと臨床と研究をなさってこられましたが、いつ頃から老人を対象に始められたのでしょうか。

長谷川　昭和四二、三年の頃だと思うんです。新福尚武先生は私の恩師ですが、慈恵医大の教授になられて私が医局長であったとき、老人ホームにどのくらい精神障害者がいるのかを調べようということになり、そのプロジェクトに参加したのが本格的な始まりだったのです。その時に新福先生から私の痴呆診断が昨日と今日とで違うというようなことでは困るからスケールを作ってはどうか、とアドバイスされました。精神科に老人性痴呆の疑いのある患者がきたときに、今日は何日か覚えていますかとか、今の総理大臣は誰か覚えていますかとか、一〇〇から七を引くといくつですかとか簡単な質問をやりますね。それらをまとめて、なるべく少なくてなるべく敏感な質問項目を作ろうということで四苦八苦して、とにかく最後は「えい」という感じで作ったのがスケールです。このスケールは、まず自分のために作ったことになり、診断の統一性というか、ひとつの物差しになるものというところから作られたものです。

下仲　その頃、老人を対象に研究されていた精神科医は少なかったですか？

長谷川　少なかったです。もう本当に少なかった。

下仲　今の心理学とおなじ状況なんですね。

長谷川　お年寄りが精神科にくることはあったけれども、数はそんなに多くなかったです。老人ホームにいくと健康な人もいるでしょう、健康な人から痴呆の人までいろんな段階のお年寄りを毎日毎日、とくに土、日曜日なんかを利用して、立てつづけに会いましたね。あれは勉強になったね。

下仲　それが老人にのめり込むきっかけと。

長谷川　元気なお年寄りはすごく元気だけれども、一部の人は片隅で落ち込んでいる、食事もしない。診断すれば明らかにうつ病ですが、老人ホームの職員は、「食べないし、落ち込んでいるんでしょうかね」ぐらいで、医療の対象者であると思っていない。それから片隅でぶつぶつ言ったり口を閉じている人もいるのですが、「何か聞こえますか」とたずねると「聞こえる」と答えるのです。しかし、老人ホームの人は「ちょっとあの人は変わっている。いつもああいう状態なんです。まあ周りとはあまり話しませんし」という感じで、幻覚妄想病が明らかであるのに、あるいは分裂病かもしれないのにね。精神医療の対象の人が何人もいるわけですね。で、非常に驚いたんです。痴呆の人はともかくとしてね。養護老人ホームにそういう人がいる。ある老人ホームでは、お話によると、夜勤当直の女性職員にとってはこわいくらいに元気なお年寄りがいました。また、しょっちゅうお酒を飲むとかね。あきらかに性格的な問題とか、アルコールの問題は、その当時の老人ホームではなかなか管理できないのですね。

下仲　仕方ないにしても。

長谷川　そう、それにしても。そういう問題は精神科医はもちろんだけれども、心理士がいて心理学的なアプローチをすると、お年寄りの処遇に大変なプラスになるんじゃないかなと思いましたね。老人ホームを直接管理している寮母さんとかホーム長とかにいろいろ文句を言うと、その頃は追いだされることもあったのです。訴えを聞いてあげていい対応ができるかどうかにも限界がありますが、それができれば、老人ホームの利用者に大いにプラスになりますね。

下仲　そうですね。

長谷川　最初は私もお年寄りを見てうんざりして、とくに特別養護老人ホームで寝たきりの人をみると憂鬱になっていましたが、治していく方法もいろいろあることをお年寄りと接するなかから知って、いろいろ文献を読みはじめました。その頃、慈恵医大から船橋にある社会精神医学研究所に行っていたのです。そのときは千葉県下の老人ホームで大勢の心理の人たちと一緒に調査を行っていました。

下仲　そうですか。

長谷川　そしてそのときに自分の貯金を下ろしてね、一カ月間世界中の老年研究所や大学を回ったの。

下仲　まあ、それはどういう心境で?

長谷川　とにかく世界中の名だたる老年精神医学者、心理学者になるべく会おうと思ったのです。ひとりで計画してね。手紙出して、われながらよくやったと思いますね。一番最初に行ったのが、米国の心理学者、J.E.ビレン教授のところでした。

下仲　ビレンですね。今でもお元気だと聞いています。

長谷川　ビレンのところに行って、その老年学センターで、看護婦さんのバーンサイドに会ったのです。それをふりだしにしてね、サンフランシスコ、そして今度は東海岸に行って、ゴールドファーブに会いました。デューク大学のバッシー博士、パルモア博士、アイスドルファー博士に会いました。そしてイギリスではロンドンのレビー教授とか、ニューカッスルのマーチン・ロス教授とかね。スイスのローザンヌの有名な精神科の教授ミュラーやデンマークのオーフスのストレームグレン教授らに会いました。

下仲　デンマークは老年研究は進んでいますね。

長谷川　ええ、それからノルウェーのオスロに行って帰ってきたんです。あのときに会った老年学者とか、社会学者とか、心理学者のかたがたは、その後私をいろいろとサポートしてくれました。一九八九年、日本で国際老年精神医学会を私が開催したとき全部の人に手紙を出したら、全員が来てくれました。外国から帰って聖マリアンナ医大の教授職に内定していた段階のときに、さらに老人総合研究所から声がかかりました。ともかく一年でも半年でもいいから来てくれと言われて赴任しました。

下仲　老人研の初代の心理学部長ということでしたね。

長谷川　あの頃は研究所も創世期だからみな一生懸命だったんです。社会学とか心理学とか医学関係のかたとか、広くお知り合いになれたことも、私にとってはプラスだったね。

下仲　話はもとに戻りますけれども、先生は痴呆性老人のためのスクリーニングテストを開発、標準化されたパイオニアといわれていますね。

長谷川　あれはね、僕の力は本当に少なくて心理のかたがたにずいぶん助けていただきました。しかし自分のために作ったものが、ほかの人がどんどん使いはじめて容易に使われる傾向もでてきて、あのスケールでパスすれば正常だったというような使われかたをし、これは困った、と思いました。しかしだんだんＤＳＭ-ⅢＲの診断基準がでてきてね、よかったと思いました。しかしスケールが時代おくれになってきて、例えば終戦はいつか、なんていうのはね。

下仲　要するに時代とともに使えなくなってきたところがでてきたということですか。

長谷川　それから、総理大臣が誰かという質問は、今は誰が総理大臣かもわからなくなっているから一九九一年に改訂しました。この場合も心理のかたがたに改訂していただきました。だから、僕の仕事に関して心理職のかたの尽力のお陰があったと思います。

下仲　そうですか。

長谷川　だから本当に感謝しています。僕自身はサイコロジストの人たちは非常に能力が高いと思います。僕の考えは、アメリカでトレーニングを受けたことが大きいと思うんです。一九五六年から一九五八年にかけて、米国の首都ワシントンの聖エリザベス病院でレジデントをやりました。病院では臨床心理士が社会的にも臨床的にも大きい力をもっていて、それが認められている。臨床心理士のほとんどが学位をもっている人たちばかりです。なかには若い心理士でインターンをしている人がいました。僕とおなじ年齢の人なんですよ。寄宿しているからいろいろ食事したり雑談したりして話をしましたね。カンファレンスにでてきてロールシャッハテストを説明する人もいるんです。ときどき、わからないことがあると教えてもらいにいきました。

下仲　信じられないことですね、日本では。

長谷川　そこは、研究というより教育センターだったから、外国からもサイコロジストがくるんだよね。私のいたときにはサイコロジストがドイツからきていました。その人も優秀でしたね。臨床心理士はこういうレベルの人たちがいるんだってことを若いときのトレーニングで学びました。こちらに帰ってきてからはそれを感じます。他の精神科のお医者さんより高い能力をもったサイコロジストがたくさんおられますね。

下仲　なんていうか、先生のサイコロジストに対する対応が断然ちがっているといつも感じます。

長谷川　僕自身にとっても非常にプラスでした。本病院の精神科に心理の人が多いのは、僕自身の歴史があったようです。

下仲　ここではサイコロジストも、ケースワーカーもおられますし、ほかの病院とちがってパラメディカルの人をたくさん入れて、臨床が行われている。そういう点もうらやましいですね。

スクリーニングテストに戻りますけれど、修正をなさったのちも、全国的に使われているのではないでしょうか。これからもどんどん利用されると私は思います。老人に使うときに心理臨床家に対して助言とかアドバイスとかはございませんか。

長谷川　あれは、非常に単純で使いやすいから、よく使われると思うんです。けれどもやっぱりテストですから、お年寄りにテストをする場合に「これから物忘れのテストをしますから、協力してください」という、いわゆるインフォームドコンセントですが、十分な説明をすることは非常に大切じゃないかと思います。それから、協力していただいて質問に一生懸命答えていただく、これは心理テストの原則ですが、自発的にやっていただくことが肝心です。血液検査とはちがってね。だから検査を受けるかたをテスト場面に乗せていくというのはやっぱり特別の技能が必要じゃないか。やる前には十分にお話をして、了解を取ってやらないとできないんじゃないかと思いますね。

もうひとつは、初めの頃にある研究会で、慶応の心理学の教授のかたに「テスト項目というのはそれぞれみんなちがった重みをもっているので、どんなに重みづけをしても不完全で、それを加算して結果をだすということは疑問に思うんですがいいもんでしょうか」って質問したんですね。「それはテストの限界を踏まえたうえであれば、評価するにはそれ以外の方法はないんでしょうから、簡便に評価する場合はよいのではないでしょうか」というアドバイスを受けたんですね。それだけじゃなくて、その教授が「テストをしたら、どんなテストをしたとしてもその人を傷つけたことになるということを念頭におくべきだ」とおっしゃったことは絶対に忘れないですね。これは、心理テストはべつに害はないから侵襲的でないというふうに思っていた僕としてはね。例えば悪いかもしれないけど、輸入した缶詰を開けて品質を調べる、だけどその缶詰はもう使えない。つまり手をつけたことはテストもおなじというのです。だから、やたらに行ってはならないと。濫用をいさめられたんですね。これは非常に重要な指摘じゃないかと思います。われわれが心理テストをする場合、テストをして診断の役に立てて、その人を援助するという目的のために行うわけですから、調査のときでも相手に目的をお話しして了解を得る、テスターのモラルを問われるべきだと思います。非常に簡単なテストであるにしても……。

下仲　なるほど、臨床家の基本原則ですね。それを、先生から助言をいただいたわけですね。

長谷川　それは僕が教授から教えてもらったものです。

下仲　いや、でも簡便であるということで、気軽に使っているんじゃないかと思うんです。スケールを作られたかたがそうおっしゃると非常に重みがあります。

痴呆性老人の心理的アプローチについて

下仲　今聖マリアンナ医大で心理のスタッフと痴呆性老人のグループをやっておられますね、新しい試みといえると思うのですけれども。

長谷川　デイケアを一二年ぐらいやっていました。そこでは、心理の人がデイケアを管理して、医者は患者さんを健康的に大丈夫かどうかをチェックする。婦長、看護婦さんとボランティアの人も参加しますが、そのなかで人数が一番多いのが心理の人です。毎週一回です。カウンセリング的な心理的アプローチです。例えば、痴呆のお年寄りはほとんど座ってなにも言わない、そのはたらきかけとして昔話をさせてみよう、それには、スタッフも一緒に関与したほうがいい。みんなが楽しくなるにはスタッフ自身も楽しくならなくちゃいけない。そうすると雰囲気がでてきて、楽しい感情的な雰囲気がグループに影響してきて、活性化につながるんじゃないかと思います。それが終わったら次のセッションに移る。今度はどういう移りかたをしたらいいのか、音楽をやったとき、どういう音楽を選ぶのがよいのかとかね。ひとつひとつ工夫してきたのです。

下仲　試行錯誤ですね。

長谷川　そう、そういうことを大部分は心理の人がやりましたね。

下仲　そうすると、痴呆性老人であってもデイケアとかグループで対応、接触していき、それなりの臨床効果があるわけですね。

長谷川　もうひとつはね、デイケアで一番大切なのは介護者のケアですよ。

下仲　そうですね。今世界的に問題になっていますね。

長谷川　痴呆性老人だけを対象にしてグループワークをやっていると、痴呆はよくなるわけじゃないし、病気は進行するばかりだけど、介護者がすごく力づけられる。グループを行って家族介護者に喜ばれているところに励ましをうけてやっている感じがしますね。

下仲　でも、大切なことですね。

長谷川　そう。家族のかたがたに痴呆性老人のケアを一緒にやりましょう、何でもいいから言ってください。あなたがたも勉強してくださいよ、ということで隣の部屋のワンサイドミラーから見ていただく。

下仲　家族が見るのですか？

長谷川　はい。そして薄暗い部屋で家族同士が情報を交換するんです。あの先生は対応がよくないとか、ね。グループカウンセリングがひとりでに醸成される雰囲気になってくる。また、ワンサイドミラーから見ていると、自分のお年寄りとほかのお年寄りと比較できますね。「ああ、あんなこと言ってる。あんなことを喜んでる」とかね。家庭では見られなかった情景がでてきたり、なによりも自分のお年寄りを客観的に見ることができるようになりますね。家族は介護しているとどうしても一生懸命になり、お年寄りとの距離が短くなってしまう。

下仲　介護しているときは客観的なんて考えられませんね。そういう意味で家族が新たな老人像を発見するわけですね。ほかのお年寄りと比較することによって。これは、聖マリアンナ医科大学が初めて試みられたのですか？

長谷川　痴呆のお年寄りのデイケアは、いろんなところでやられていますが、大学の付属病院でやっているのはここが最初です。

下仲　先生がおっしゃるように、心理臨床家の関与がケアに大きなウエイトを占めているというようなことを聞きますと、こういうのが全国的に広がっていけばいいですね。

長谷川　ええ、私たちでやっているもうひとつのことは、川崎市の福祉局か福祉施設とか保健所とかから、研修をひきうけていることです。

下仲　研修をうけいれておられるのですか。

長谷川　そう、二人か三人で、四カ月が一講座です。常時二人か三人か来ていますね。老人ホームの職員、保健所の職員、病院の看護婦、老人保健施設の看護婦がこられています。四カ月が終わると修了証書をあげます。

下仲　例えば、心理臨床家、臨床心理士もうけいれてくれるのですか。

長谷川　そうです。

下仲　たぶん、臨床心理士のなかでもこういった試みを勉強したいという人は大勢いると思うんですが、これから機会があればわれわれも参加させていただきたいですね。

老人の心理臨床における困難性と重要性

下仲　痴呆性老人の心理的アプローチということで、グループを紹介していただきましたが、老人個々の心理臨床ですね、先生のセラピーの経験のなかで老人特有の問題があれば教えていただきたいし、あるいは老人のセラピーをするなかで注意すべき、留意すべき問題点とかあれば、これからの老人の心理臨床のために非常に役立つと思いますので、教えていただけませんか。例えばセラピーのなかで老人の患者さんの終結の問題など、老人特有の問題があるんじゃないかと思うんです。

長谷川　そうだな、僕はカウンセリングというか精神療法的な場面でお年寄りとかかわることはあまり多くないのですよ。神経症的な問題とか、性格障害とか、適応の問題でお年寄りにカウンセリングすることはほとんどないんです。例えばうつ病を治療する場合、その治療が延々と続くことがあるからエンドレスな感じがしますね。もちろん、途中で死亡する場合もありますがどこで終結するとかは、非常にむずかしい。頑固な神経障害とか行動障害では若い人の場合にも、どこで終結するかというのは大きな問題ですけどね。やっぱり、治療の目標というか、原則的なことですけれども、目標を明確にしておくことが必要じゃないかと思います。老人では、医学治療の場合エンドレスになる傾向がある。

下仲　そうですね。

長谷川　余病が併発してべつのところへ行かなければならないというのは自然ななりゆきなんですが、エンドレスな、ターミネーションがつけられないようなことが起こるんですね。いくら治療目標を立ててもなかなか到達できないんですね。一番危険だと僕が思うのはね、治療関係を結んでいくときに、老人に対する治療者側の悲観的態度というのがあるんじゃないかと思うんです。

下仲　こちら側の問題ですね。

長谷川　一定の治療基準で治療順序にしたがった方法をやると、老人も治っていく人がだいぶあるんですね。だから、治療的ペシミズムというか、治療ニヒリズムを治療者自身が克服することが大切だと思いますね。だから、お年寄りの場合、治療者ひとりだけで関与していることは危険だという感じがします。

下仲　ひとりだけのセラピストということですね。

長谷川　そう、やはり限界がある。例えば環境の調整を考えなくてはならない。長い経過のあいだに身体の病気の治療も考えてあげなくてはならなかったり、ホームヘルパーと協力しなくちゃいけなかったりと、自分だけでやっていられない状況がかならずあるんじゃないか。だからケースワーカーと協力するとか、ホームヘルパーがいたら、「こういうことに気をつけてあげてください」とか、アドバイスすることが必要じゃないかな。心理治療としては付随的ですけれども、しかし見逃せないんじゃないかと思いますね。

下仲　そうですね、老人では環境の調整をすることは、カウンセリングプラスアルファのほうが大きいですね。

長谷川　ええ、しかしフロイトは、老人の精神療法、精神分析をほとんどあきらめていますね。しかしかならずしもそうじゃない、と思いますね。あの頃の老人と今の老人とじゃ、ちがいますしね。

下仲　やはり老人の心理臨床は必要であるし、かならず効果があるということですね。

長谷川　今は老人の心理臨床とか精神療法とか、いわゆる治療ではうつ病とか痴呆とか診断名がついたのだけが浮きあがっていますけれども、そうではなく若い人でよくあるボーダーラインケースのような、老人のボーダーラインケースの報告が少しずつでています。性や性的障害の問題とか家族のなかの適応障害、いわゆるプレクリニカルな問題ですね。

下仲　アルコール依存症とかもそうですね。

長谷川　そう、薬物依存とか、アクティング・アウトもね。人格障害のケースがでてくると非常にむずかしいんじゃないでしょうかね。治療とか対応がね。痴呆よりむずかしいかもしれない。

下仲　そうなるとやはり老人の臨床場面も若い人とおなじということですね。

長谷川　これからは老人の心理臨床が社会的にも期待されてくる時代になるんじゃないでしょう

か。

下仲　そうすると臨床心理士も自分たちの役割を発揮するという時代が将来、くるということですか。

長谷川　そうです。

下仲　そういうことを願っています。もう痴呆や寝たきりの時代ではなくなってきたということですね。そして、もっと複雑な問題を抱えた老年者が若い人とおなじようにでてきて、それに関して、臨床心理士も関与する時代になってくるということですね。

長谷川　もうなってきていると思いますね。

下仲　どうもありがとうございました。最後に、臨床心理士に、あるいはこれからのエイジレスの時代に向けて、アドバイスをお願いします。

長谷川　子どもや思春期の臨床に比べると老人はやりがいがないとか、やってもしょうがないとか、報われないんではないかという印象が拭えないとは思います。しかしエイジレスの時代では老人問題も多様化してきますから決してそう報われないことはないと思います。僕自身が精神科医として、今一番老人のことに関心があります。あるうつ病の患者さんを診たとき治療に自信がもてませんでした。家族もいないし、身体の病気もあるし、うつ病も深刻だし自殺企図もあるし、お薬を投与しても効果がないんじゃないかっていういわゆる治療的ペシミズムみたいなものがありましたけれど、そういうのは本当にまちがった考えでした。キチッとした治療をして普通にやれば治るんですよ。振り返ってみるとあのときは本当に恥ずかしかったね、どうしてあんな考えをもったんだろう。打ちひしがれたお年寄りだったのが、退院するときにはひとりで生活できるんですからね。そういうのを見るとよかったと思う。だから、われわれが老人の心理学に対する偏った考え、先入観を捨てるべきですね。

下仲　もう、私たち側の問題ですね。それは私も考えるときがあります。本当にどうもありがとうございました。

高齢の夫婦に対する心理的支援
——器質性障害を有する夫婦の事例から

黒川由紀子

一、はじめに

高齢人口の増加に伴い、その心理的健康の維持促進が重要な課題となっている。わが国の高齢化が先進諸国のなかでもとりわけ急速に進行しているということは事実であるが、高齢化と平行して、家族の在り方が大きな変化を示しているという点も欧米諸国とは異なった社会現象である。家制度のもとで、長男を中心とする子どもが、年老いた親の面倒をみるという旧来のシステムが崩壊し、三世代家族や子どもと同居する高齢者の割合は減少しつづけ、それに代わって、高齢者の単身世帯や、高齢夫婦のみの世帯が増加している。[6] 一九八〇年から一九八五年までの五年間に、六五歳以上の高齢夫婦世帯は四〇・五％、六五歳以上の単身世帯は三三・九％の増加をみた。この傾向はとくに大都市において顕著である。これらの、子どもと同居しない高齢者に対する保健、医療、福祉の対策の整備拡充は、現代日本社会の主要な課題のひとつである。とくに高齢者の心の健康に関する対応は、身体の健康に対する対応に比して、大きく立ち遅れている。臨床心理学の分野においても、高齢者に対する臨床および研究はいまだ十分になされているとはいえない。筆者は、現在大学病院精神科を中心に、老人病院、特別養護老人ホームなどで、高齢者を主たる対象として心理臨床の仕事を行なっている。今回筆者に与えられた課題は、高齢者の事例を提示し、その検討を行なうというものである。本稿では、高齢期特有の問題のひとつとして、器質性疾患をとりあげ、それが高齢の夫婦関係に及ぼした心理的影響について検討を加える。

二、事　例

ここに紹介するのは、妻が高齢期に至って器質性疾患を発症した二つの事例であり、いずれのケースも夫が妻の介護にあたっている。このうち一例は精神科を受診せずに社会福祉サービスを利用しながら夫婦で問題の解決をはかった事例であり、一例は問題の解決を求めて精神科を受診した事例である。前者は筆者らが高齢夫婦を対象として行なっている、結婚生活に関するライフレビュー研究に協力してくれたボランティアであり[1,2]、後者はT大学病院精神科における事例である。いずれの事例も、プライバシー保護のため、多少の変更を加えた。

事例1
精神科を受診せずに社会福祉サービスを利用しながら夫婦で問題解決をはかった事例：夫
七七歳　元教師、妻　七〇歳　主婦

同居家族は、夫婦二人。子どもが四人おり、同じ家の別の階に長女家族が住んでいる。夫は健康。妻は、四年前に脳梗塞により左下肢不全麻痺となり、車椅子の生活を余儀なくされる。発音がやや不明瞭であるが、言語機能はリハビリによって回復し、日常生活に支障はない。認知機能の障害も認めない。夫が妻の介護にあたっている。

夫は六人兄弟の末っ子としてT県に生まれた。師範学校卒業後、中学校の教師として働く。その後、遠縁にあたる妻の実家附近に転勤となり、妻の実家から学校に通う。そのうちに妻の伯母に気に入られ、養子になるという約束で妻と結婚。妻は夫と同じT県内の別の地域に生まれた。二歳の時に母親が亡くなり、尼寺に数年間預けられた。しかし、頭を剃るという段になって強い抵抗を示したため、結局伯母にひきとられて育てられる。以来、伯母とふたりきりの生活が続く。育ての親であった伯母が、「親孝行で品格が高い」と夫を気に入り、結婚に至った。

結婚生活において、夫は一貫して仕事一筋であった。結婚式の日に招集された臨時職員会議を断れず、花嫁を二時間待たせて披露宴は中止となる。結婚後、夫の勤務していた中学校に見学に訪れた師範学校の校長に抜擢され、師範学校附属の中学校に転勤となる。大栄転ということで、郷里の人の万歳と日の丸の声援に見送られて出発したが、養子として一生面倒をみてもらうつもりだった妻の伯母は「裏切られた」と感じ、妻に夫と離婚するよう説得する。妻は迷ったあげく、子どもの将来を考えて離婚に踏み切れず、夫とともに引っ越しする。引っ越し先の町では妻が住み込みで働き、夫がその家から通勤した。やがて太平洋戦争が始まり、戦況が悪化すると、夫は妻と子どもを実家にかえし、自分の教え子を引率して集団疎開する。戦争、物資の不足、経済的困難、夫の病気などの問題を抱えつつ、家事、育児はもっぱら妻が担ってきた。経済的にも肉体的にも困難をきわめ、妻は大家や子どもからたびたび離婚をすすめられた。夫も、「家庭は全部これにまかせて、わたしは顧みなかった」と回顧している。

夫：そうなんです。子ども四人連れてね。風呂屋に。どうやっていれたか全然知らない。
黒川：おかあさんは自分の体洗っている暇はない？
妻：ないです。その頃、上を向いて寝たくて。
黒川：上を向いて？

妻：横を向いておっぱいを……。
黒川：ああ、そう。
妻：おなかがすくんですね。四人とも母乳だったもんで。
黒川：ああそうですか。
妻：あのう、横向いて寝ると肩が痛くて。いっぺん上を向いて寝たの。今でもそれを思いだす。でも、そのおかげで子どもが丈夫になった。
黒川：よく、四人とも母乳でねえ。
夫：私はね、学校、学校ばかりやっとったんですよ。だから家庭は全部これにまかせて、私は顧みなかった、というような生活が続きましたですねえ。

定年退職後、夫は地方の大学に単身赴任し、七〇歳まで教鞭をとる。このあいだ、多くの学生の指導に熱意を注いだ。夫の引退後、数年して妻が脳梗塞で倒れる。以来、夫が全面的に妻の介護にあたり、長い結婚生活においていっさい経験のなかった炊事、洗濯、掃除をはじめ、身のまわりの世話を一手にひきうける。夫は、「妻が病気になるまで、自分が家事や介護を行うとは夢にも思わなかった」という。最近は、「郷里の友人に会いたい」という妻を介助して、新幹線でクラス会に同行した。また、妻の希望を受け、三回にわけて四国八八カ所にお参りに行った。こうした変化に妻は驚いている。

黒川：いかがでしたか？　四国八八カ所。
妻：良かったです。私ね、今までの悩み、全部消えた。おとうさんに手を合わせて、「ありがとうございました」って。
夫：これはわりあい信仰にいってるもんですから、だから、ひとつひとつの寺がね、「ありがたい」っていうんですよね。私はどちらかというと自然観察、全然見かたが違う。
黒川：そこも面白いですね、先生は神とか、仏とか……。
夫：神や仏を無視しているわけじゃないけど、自然のほうが面白いからねえ。これは弘法さまだから「空海、空海」って。私は夜になると、「飲むかい飲むかい」って（笑）。
妻：継続は力。（略）この人は社会のために生きた人なの。この人はよっぽどいい人だもんね。私のほうが悪い。しゃばくさいの。こんな清い人ないい。ほんと、大統領といってやりたいくらい。

現在妻は、地域の高齢者デイサービスに週に二回通い、音楽療法、手工芸、作業療法などさまざまな活動に参加して楽しんでいる。夫は教育関係の仕事に非常勤で携わっており、妻がデイサービスに行くあいだの時間を仕事にあてている。妻が倒れてから、二人で相談して死の準備を始めた。墓を用意し、母親の納骨を行い、定期的に二人で墓参に行っている。死後の世界で二人が再会するための待ち合わせ場所、大勢のなかで互いをすぐに発見できるように、「赤いはちまき」の目印も決めた。妻は「こんないいお父さんになるとは夢にも思わなかった。今が一番幸せ」と語る。

事例2

問題の解決を求めて精神科を受診した事例：夫　七〇代後半　会社経営、妻　六〇代後半主婦

同居家族は夫婦二人。次女家族、三女家族が同じ建物の別の階に住む。長女は他県在住であるが、頻繁に上京して介護の援助をしている。妻は六五歳のときに脳梗塞で倒れ、左半身麻痺となる。以来車椅子を使用する生活となり、夫と付き添い婦が介護にあたってきた。夫

はA県生まれ。大阪の私立大学を卒業後、楽器を製造する会社を設立した。知人の紹介により二八歳のとき妻と見合い結婚する。妻は夫と同じA県生まれ。子どもの頃は、親の転勤で県内各地を移転した。原爆が落ちたときは隣町にいて、「ピカドンを目撃した」。小学校、女学校を通じ、成績はつねにトップであった。勉強家、努力家、負けずぎらいであった。女学校卒業後、軍需工場の労働を逃れるため、大阪で政府の外郭団体に勤務。その後郷里の学校の教師となる。教え子の親の紹介により、見合い結婚する。夫には一回会っただけで親に結婚を決められた。

A県における新婚生活にあまりいい思い出はない。夫と妻の実家の風習が違った。妻は、大変教育熱心な母親で、今ふりかえると「やりすぎた」。夫が大阪で仕事を始めることとなり、結婚後一〇年ほどして大阪に引っ越す。夫の祖父母の敷地内の別棟で、新生活が始まる。夫の家は倹約を旨としており、ぜいたくといわれやしないかなどつねに気を使っていた。妻が六五歳のとき、脳梗塞で倒れる。以来、夫が付き添い婦とともに介護にあたってきた。妻は夫が付き添い婦と話すと強い嫉妬を示す。ひとりでいることが不安でつねに人の注意をひこうとする、集中力が続かないなどの状況に家族が困り果て、デイサービスセンターの職員の紹介でT大学病院精神科受診に至る。当初、家族は精神科通院に対して抵抗を感じているようであった。初診後、CT、および心理検査が施行された。CTでは、右側頭葉の硬塞部位の神経細胞が広範囲に脱落し、右優位に脳萎縮がおこっていることが指摘された。WAIS－R（改訂版ウェックスラー成人知能検査法）では、言語性IQ：110、動作性IQ：75、全検査IQ：93であった。言語性能力においては論理的解釈の低下、動作性能力においては新しい方法を探索する柔軟性の欠如、固執傾向が指摘された。ロールシャッハ・テストでは、顕著な認知障害は認められなかったが、要求水準がきわめて高く、評価に敏感であり、刺激に対して思うように対処できないことから混乱、退行しやすい傾向が示唆された。一方意欲は保持されており、興味の幅が広く、もともとの知的水準が高いと思われることから、本人の自尊心を満たす方向でエネルギーが表出される機会が与えられる必要性があると指摘された。主治医の診断は器質性性格変化であった。治療方針としては、精神科医が病状の経過をフォローしつつ、臨床心理士が心理面接を行うこととなった。面接の主な目標は、①病気や老いによって衰退、喪失、変化していく過程で傷ついた自尊心を回復し、自己を受容し、再統合していく、②その時々に生じる現実的な問題に対応する、③地域の福祉機関との連携をはかりつつ、チームアプローチを行なう、④家族、介護者のサポート、本人と家族の関係の調整とした。そのために、（a）基本的に支持的、受容的に接しつつ、本人の過去の思い出に焦点をあてる回想法[1,3,5,7]を導入し、生まれてから現在に至るまでの本人のライフヒストリーを聞き、徐々に（b）現在に焦点をあて、その時々の問題や心理的問題をとりあげた。また、（c）本人のかよう地域のデイサービスセンターの職員（指導員、作業療法士）と必要に応じて連絡をとり、リハビリ、作業療法の導入などについて話し合った。（d）家族に対しては、本人来院の際に短時間の面接を行ないつつ、高齢者を介護する家族をサポートする目的で、T大学病院で筆者らが行なっている、家族介護者教室への参加を勧めた。

面接の中で、女学校時代から成績は良かったが、一番から落ちてはいけないという思いから、「楽しいと感じたことがなかった」こと、三人の子どもにいいと思うことはなんでもしてきたこと、栄養や美的感覚を大切にして毎日心をこめて料理を作り盛りつけてきたこと、だから他人の料理や盛りつけのしかたをみると満足できないこと、親戚の子どもや母親のない近所の子どもの面倒をみてきたことなどが回想された。時には感情が高まり、涙をみせる場面もみられた。面接者は、ライフヒストリーを傾聴しつつ、人生の中で達成してきた多くのことを指摘し、支持、評価を行なった。まじめな努力家、頑張り屋である妻が、病気によって以前のように頑張ることが不可能になり、他人に依存せざるを得なくなってしまったことに対する無念な思い、怒りなどについても、折りをみてとりあげていった。回想する過程の中で、夫に対する否定的な感情が、徐々に客観化して語られるようになり、感情も微妙な変化をみせていった。具体的な問題のひとつとしては、デイサービスのない日の昼間の時間の過ごしかたがとりあげられた。そこで、本人と相談の上、一週間のあいだに感じたこと、興味をひかれたことをノートに自由に書いて持参してもらうこととし、デイサービスの作業療法士が、昼間在宅でできるリハビリプログラムを作成した。日記は毎回持参され、その中でさまざまな感情が表出され、面接でとりあげられた。また、作業療法士のたてたリハビリプログラムは、当初は「疲れる」と、家族に感情を爆発させることが多かったが、施設職員と家族の忍耐強い支えを得て、「ずいぶんできるようになった」と本人も語るほどに、効果が徐々に上がっていった。面接を重ねるうちに、家族から、家族介護者教室に対する参加希望がだされ、長女が参加することとなった。長女によれば、「父と母はこの頃不思議なことに仲が良く」、夫婦関係も少しずつ改善してきたようである。妻は、「好きだったお料理や読書をこれからしてみたい」と意欲を示しはじめている。現在、二週間に一回、妻と家族の面接を継続している。

三、考　察

1．高齢期における夫婦の危機と変化

事例1は、夫が仕事、妻が育児家事と、役割分担の明確な夫婦であった。タキエ・スギヤマ・レブラ[4]は、わが国で高齢者を対象として面接調査を行なった結果、「日本の夫婦は夫が妻に依存しており、その関係は稀薄で、長いあいだかかって築きあげられた夫婦の壁を高齢に至って除去するのは容易なことではない」と指摘した。事例1は、まさにレブラが描いたような日本の一種の典型的な夫婦であったといえよう。このような長年の夫婦の関係は、妻の脳梗塞を機に大きく変化、夫が妻の介護をはじめ、家事全般を一手にひきうけることとなる。それどころか、車椅子の妻を新幹線に乗せ、郷里の同窓会に同伴し、妻の望みを聞き入れて、自分自身はさして興味のない四国八八カ所参りに同行する。そして、長い結婚生活の

中で幾度となく離婚を考えた妻は、「こんないいおとうさんになるとは夢にも思わなかった」、夫は「社会のために生きた清い人」で、病気で歩行不能になったにもかかわらず、「今が一番幸せ」と語る。皮肉なことに、妻の身体的危機により夫婦の心理的問題に直面せざるを得なくなり、初めて夫婦の関係が再構成されたといえよう。妻の病気を機に夫婦で終末の準備を始め、墓を準備し、結婚と転勤をめぐってわだかまりを残していた今は亡き妻の育ての母と夫の母を丁寧に埋葬した。山折[8]は、「絶対神の前にぬかずく西洋人と、先祖の前に身を慎む日本人」を比較しつつ、日本人にとって先祖の霊を供養することの意味と重要性を論じているが、この夫婦においても、先祖の供養は長年抱えてきた大きなテーマであった。とりわけ妻の母とのあいだに数十年前に生じた葛藤は、健康に恵まれ、生産活動が中心であった青年期、中壮年期にはほぼ忘れられながら、高齢期に至って妻の脳梗塞を契機に、未解決の重要な課題として再浮上したのであろう。妻の母親の埋葬と先祖の供養をすませて長年の肩の荷をおろした二人は、自分たち二人が「死後あの世で出会う場所」、再び会う時の目印を決めた。さらに、科学者を自認する夫が、病気の妻の手をとって四国八八カ所遍路参りにでかけ、妻の「心の悩みが全部消える」に至る。現象的には夫が妻の手をひいていったのであるが、心理的には夫が妻にひかれていったといえよう。このように、夫婦が危機を乗り越える過程において、妻の病気を契機として、先祖との関係の精算、死の準備、また宗教的な要因が大きな影響を与えたことはきわめて興味深い。

高齢夫婦の中には、危機に直面して精神症状をきたし、精神科を訪れるケースもある。事例2では、妻の脳梗塞を機に、それまで長年潜伏していた夫婦の問題がにわかに顕在化した。この夫婦は当時の多くの夫婦のように、相手をよく知らずに「一回会っただけで」、親に決められ結婚する。妻は嫁ぎ先の家や夫に不満を感じながらも、日常生活の忙しさ、舅、姑、祖父母、子どもなど他の多くの家族成員との関係などに紛れ、夫婦が互いの関係そのものを問題としてとりあげ、意識化することなく五〇年間を過ごしてきた。ところが妻が倒れたのを機に、夫婦の問題が一気に表面化する。妻は、夫が付き添い婦と話をすると強い嫉妬を示し、不安感を強めるなどさまざまな精神症状が出現し、福祉施設職員の勧めにより精神科を受診する。まじめで完全主義的傾向を有し、他者の評価に敏感な性格傾向の妻にとって、脳梗塞によって自立能力が阻害され、従来の行動様式を維持することができなくなり、他者、特に夫に依存しなければ生活できなくなったことは、大きな心的苦痛を伴う喪失体験であったといえよう。器質性性格変化の診断を受け、医師の治療と平行して、臨床心理士が本人に心理面接を行なった。回想法を用いて、子ども時代から現在に至る妻のライフヒストリーにじっくり耳を傾け、輝いていた時代のこと、達成してきた数多くのこと、乗り越えてきたさまざまな困難に注目しつつ、支持的に関わった。妻は身体的治療、リハビリ、介護は受けていても、心理的サポート、介入を受ける機会がこれまでなく、臨床心理士が本人および家族に対するはたらきかけを行なう過程で、少しずつ問題点がとりあげられていき、夫婦の関係にわずかながら変化が生じてきた。高齢者には、長年の人生経験の積み重ねがあり、関係の変化は容易ではないし、必要以上の変化を求める必要もない。しかし、これらの事例にみられるように、身体的危機や何か特別な問題を契機として、それまで直視する機会のなかった夫婦の関係が否応なく意識化され、大きな痛みをともなって、変化を生じることをしばしば経験する。人の心や関係が変化するために、いかに大きなエネルギーと痛みを伴うものか、あらためて認識させられる。

2．高齢者の心理療法におけるチームアプローチ

高齢者の問題は、身体的、心理的、社会的問題が複雑に絡み合って生じるので、多職種によるチームアプローチが不可欠となる。特に器質性疾患を有する高齢者に心理療法を行なう際は、それと並行して他の身体的合併症の治療、リハビリ、入浴、配食サービスなど福祉サービスを必要とする場合が多い。医師、看護婦、ソーシャルワーカー、作業療法士、理学療法士、介護福祉士、ホームヘルパー、指導員、寮母など、多職種と協力していくことが必要である。事例1では、臨床心理士による介入はなされなかったが、福祉サービスが利用された。事例2では、臨床心理士が心理療法を行なうと同時に、精神科医、デイサービスセンターの指導員、看護婦、作業療法士など、クライエントと関わる他の専門家により、薬物療法、作業療法、レクリエーション在宅リハビリなど他の治療、ケアが平行して施行された。どのような治療、ケア、サービスが必要かを、クライエントのニーズによって個別に検討し、チームが協力しあって一人ひとりの患者に対応していくことが要求される。

3．器質性障害患者において臨床心理士に期待される役割

(1)　神経心理学的アセスメント：神経心理学的アセスメントは、治療計画、ケアの計画をたてる上で重要である。器質性障害によって生じる行動上の問題は、現象は同じようにみえても、知覚の障害、記憶障害、視覚認知障害、注意の障害、ペースの問題など原因はさまざまである。アセスメントは心理検査及び行動観察によって行ない、得られた知見を治療、ケアに生かしていくことが求められる。

(2)　パーソナリティーのアセスメント：高齢者に関わる際、一人ひとりの高齢者のパーソナリティーを把握することが重要なことはいうまでもない。しかし、高齢者ケアの現場において、かならずしもこの点が十分に理解されているとはいえない。パーソナリティーのアセスメントを行なう際は、否定的な面、問題点の羅列に終わるのではなく（これは容易である）、肯定的な側面、それまでの人生で培ってきた資質、ストレスを乗り越えるパターンなどクライエントのもつ強さに注目することも必要である。高齢者の介護にあたる寮母、ホームヘルパー、介護福祉士、家族が、「わがまま」「プライドが高い」等の理由で処遇困難と訴える高齢者の言動に対し、常識的な見かたとは異なる心理学的理解に基づいた視点を提示

し、他の職種と知見を共有してクライエントの治療やケアに生かしていくことが必要である。

(3)　心理療法：器質性障害を有する高齢者は、きわめて大きな心理的危機に直面する。身体的機能の喪失、入院、施設入所などによる慣れた環境の喪失、器質性障害を背景とした性格変化や心理的ストレスに対する耐性の低下などのために、心理療法を必要とするケースは少なくない。この際、問題の解決を性急にはかろうとするのではなく、クライエントのそれまでの人生の歴史に十分敬意を払う必要がある。

(4)　家族のサポート：高齢者の事例では、本人に対する介入と同時に、家族のサポートがきわめて重要となる。特に高齢夫婦で、配偶者が介護にあたるケース、すなわち高齢者が高齢者の介護にあたる場合は、専門家の介入を必要とする事例が多い。

器質性障害を機に心理的問題が顕在化する高齢者のケースは今後ますます増加するであろう。器質性障害そのものを治療することは多くの場合不可能であり、むしろ加齢の過程とあいまって、機能低下の進行が避けられないことも多い。しかし、こうした患者に対しても、心理療法的はたらきかけは決して無効ではない。病気や老い、それにともなって派生する家族や夫婦の問題、数多くの喪失体験など困難な事態に直面し、受容していくためには、身体的ケア同様、心理的ケアが必要である場合もある。高齢者がこうした心理的問題に直面することは決して容易ではなく、臨床心理士のはたらきが期待されるところである。

四、おわりに

二つの事例を通じ、高齢夫婦の問題を検討した。

しばしば高齢者の否定的な側面が必要以上に強調され、あたかもほとんどの高齢者が福祉やケアの対象であるがごときイメージが蔓延しているように思われる。しかし、現在の高齢者は、戦争をはじめ、多くの社会的困難や人生の危機に対処し、それらを乗りこえてきた生存者であり、大部分の高齢者は、定年退職、引っ越し、病気、家族の死などの深刻な問題に直面しても、事例1のように自ら解決策を見いだし、危機を克服している事実に目を向ける必要があろう。高齢期の夫婦で、危機や問題につきあたり、精神科を訪れるケースはそう多くない。いたずらに高齢者の否定的な側面ばかり強調することは慎まなければならない。わが国の夫婦は、夫婦の関係を言語化、意識化することが少なく、問題が生じてはじめて関係が言語化、意識化されるケースが多いように思われる。こうした夫婦の中には専門家の援助を必要とするケースもあり、このようなケースに対しては、たとえ背景に器質性障害があっても、心理療法は無効ではない。先に指摘したように、高齢者の心理的問題は、社会的問題、身体的問題など他の問題と複雑に絡み合って生じることが多い。そこで、医師、看護婦、ソーシャルワーカー、作業療法士、理学療法士、介護福祉士、ホームヘルパーなど高齢者に関わる他の職種の専門家との協力が必要である。高齢者に関わる臨床心理士は、他の職種の専門家に対する理解を深め、互いに尊重しあいつつチームアプローチを行なうことが望ましい。臨床心理士としての専門性と独自性を確立していくためには、チームの中で他のメンバーと共通言語を用いて議論を重ね、チームの役に立つ仕事をしていかなければならない。その上で、各々の専門的知見を集積し、器質性障害を有する高齢者に対する有効な方法論を確立していくことが課題である。

文献

(1) Butler, R. N. : The life review. *An interpretation of reminiscence in the aged psychiatry,* 26 ; 65-76, 1963.

(2) Ingersoll-Dayton, B., Campbell, R., Kurokawa, Y., Saito, M. : A comparison of Japanese and American marrige in later life. *The Gerontologist, Program abstracts,* 33 ; 46th Annual scientific meeting of the Gerontological Society of America, New Orleans ; 64-65, 1993.

(3) 黒川由紀子「痴呆老人に対する回想法グループ」『老年精神医学雑誌』五(一)、七三-八一、一九九四。

(4) Lebra, T. S. : The dilemma and strategien of aging among conterporary Japanese women. *Ethnology,* 18 ; 337-353, 1979.

(5) Lewis, M., Butler, R. N. : Life review therapy : Putting memories to work in individual and group psychotherapy. *Geriatrics,* 29(11) ; 165-173, 1973.

(6) 三浦文夫編『図説高齢者白書』全国社会福祉協議会、東京、一九八八。

(7) 野村豊子、黒川由紀子(矢部久美子企画)『回想法への招待』筒井書房販売、東京、一-七四、一九九二。

(8) 山折哲雄『臨死の思想』人文書院、京都一-二三六、一九九一。

家族療法からみた祖父母の役割

亀口憲治

一、老年期の家族関係と心理的問題

老年期の家族関係がもたらす心理的問題を検討するために、まず、ある三世代同居の家族の事例（坂田、一九八九）[6]を紹介することから始めたい。

祖父は七五歳で、祖母は七一歳、農業を営んでいる。ふたりには、二男三女の子どもがいるが、現在は後を継いだ長男の家族と同居している。長男夫婦には二〇歳になる男子を頭に三人の子どもがいる。祖父母は、現在の生活には何の不満ももっていないが、かつては家族危機ともいえる状態を経験したことがあった。

末の孫娘に手がかからなくなり、母親が勤めにではじめたころから、あるいはさざ波が立ち始めていたのかもしれないが、その頃には誰もそんなことには気がつかなかった。徐々に母親の帰宅が遅くなり、それと前後して父親が家庭内のこまごまとした作業にあまり気をくばらなくなって、夕食を祖父母と孫たちだけですませる日が多くなった。孫たちには、「お父さんも、お母さんも、お仕事忙しいからね」と説明していたが、子どもなりに何かを感じているようでもあり、祖父母は気が気ではなかった。祖母は、母親（嫁）の苦情をよく口にするようになった。祖父は母親だけが悪いとは考えていなかったが、祖母の言うこともわからないではなかった。たまに家族全員がそろうことがあっても、お互いにぎくしゃくしたやりとりしかできず、かえって白々しい雰囲気になってしまう。しかし、母親も父親も何も語らず、口をだせる状況ではなかった。

半年ほどやりきれない気分の日々が続いたある日、感じやすい年齢だったからだろう、全員そろったところで孫息子がぼそっとつぶやいた。「お父さんもお母さんもどうしちゃったんだよ。仕事が忙しいんだかなんだか知らないけど、うちのこと全部おじいちゃんとおばあちゃんにやらせちゃって」。この孫息子の発言がきっかけになって、孫たちは次々に不満を言いはじめ、末の孫娘はとうとう泣きだしてしまった。その場では、母親も父親も何も言わなかったが、その後おそらくふたりでいろいろと話しあったのだろう。それからしばらくたって、父親と母親とそろって祖父母にあやまったのである。「いろいろとご心配おかけしましたが、もう大丈夫です」と。息子夫婦に何があったのかわからない。しかしその後、ふたりはいっそう親密さを増したように祖父には感じられた。このような家族危機の体験を経て、家族は穏やかな日々を過ごせるようになったのである。

この家族のように、家族員自らの気づきや率直な感情表出、あるいは自発的な問題への直面化が可能であれば、家族危機が発生しても自己治癒が可能だろう。しかし、かならずしも、そう順調にことがはこぶものではない。当事者にとって修復不能と感じられるような事態に陥り、表面化した症状や心理的な問題の解決を専門家に依頼せざるをえない事例も少なくない。そこで、心理臨床家の出番という場面になるわけである。

二、心理臨床における祖父母―孫関係

心理臨床の世界で多く取り扱われる心理的問題は、なんといっても親子間の葛藤関係にまつわるものが多い。世代でみれば、二世代間の関係である。そこに、祖父母も加えた三世代の葛藤関係として心理臨床家が対応することは、家族療法以外のアプローチではあまりない。この点で、家族療法はほかの心理療法的アプローチに比べて、祖父母性や家族関係における祖父母の役割をより重視してきたことを再認識していただけるものと思う。

もっとも、E・エリクソン（Erikson, E. H.）は、個人の自我の成長の観点ではあるが、独自の人生周期（ライフサイクル）論を展開し、その最終段階としての老年期に固有の価値と意味づけを行なったことで知られている。しかし、老年期の心理的問題は、個々の老人だけのものではなく、その人物につらなる配偶者や子や孫の問題でもある。老年期の問題を他の家族成員と切り離して論じることはできない。それは、他の家族成員と同居している場合はもちろん、独居している場合でも同じだといえよう。

人生八〇年という高齢化時代を迎えた今では、定年退職後の老年期が長くなり、この年代の夫婦の不和が問題として取りあげられるようになってきた。今まで、さまざまな形で無理をして家庭生活を営んできたと感じる妻が、不満を訴える傾向にあると聞いている。また、ある調査では、四人に一人の妻が、夫と同じ墓に入りたくないと考えているという結果がでたことなども報告されている（松尾、一九九二）[4]。

人生周期の最終段階で夫婦の結びつきが壊れ、孤独と向き合わねばならなくなるとは、悲しい話である。しかし、ユング派のグッゲンビュール（Guggenbuhl, A., 1979）[1]は、著書『結婚の深層』のなかで、「結婚は幸福につながるものではなく、個性化の過程であり、魂の救済への道である」と述べている。そのような結婚観に立てば、配偶者との不和や離別をことさら深刻に受けとめる必要はないのかもしれない。しかし、欧米のような個人主義が確立していないわが国では、老年期に達した人びとにとって、夫婦関係のみならず子どもや孫を含む家族との関係は、依然として重要視されている。したがって、心理臨床の場においてもこの点を無視することはできないはずである。

そこで、家族療法が得意とする三世代家族関係の問題に論点を移すことにしよう。なかでも、祖父母世代と孫世代の関係に注目してみたい。なぜなら、前述したように、家族内における この世代間関係は、従来の心理臨床ではほとんど取りあげられることがなかった話題だからである。これは、心理臨床の先進国である欧米、とりわけアメリカでは祖父母世代と孫世代が同居し、直接的な関係をもつ機会が少ないことも影響しているだろう。つまり、両世代間の関係に心理臨床家が注目せざるをえないような家族状況は、わが国に比べれば相対的に少なく、結果的に家族療法をのぞくいずれの学派においても中心的課題とはならなかったのではないだろうか（McGreal, C. E., 1994）[5]。そして、その傾向は戦後に各学派の理論と技法が欧米からわが国の心理臨床の分野に導入される際にも、忠実に受け継がれたものと推測される。

しかし、わが国の祖父母世代が置かれている心理的状況と家族関係の現実は、欧米のそれとは明らかに異なっている。少なくなったとはいえ、まだ多くの祖父母世代が子や孫と同居している。別居の場合でも、狭い国土のうえに、通信・道路網が発達した今日では、同居と実質的にはあまり変わらないくらいの心理的接触が可能になっている。また、祖父母世代自身が、かつての死を目前にした「老人」としての位置づけにおさまらなくなっている。同じ祖父母といっても、若くは四〇歳後半から年配では八〇歳代までの開きを考慮しなければならない。現役の社会人もいれば、引退したものもいる。病人もいれば、若者そこ負けの元気者もいるといった多様性に富んでいる。したがって、母性や父性以上に、「祖母性」や「祖父性」の概念規定を一律に行なうことがむずかしくなっている。

それはなにも一般論としてだけではなく、個々の家族内の祖父母自身とそれに連なる子や孫の双方の戸惑いでもある。ここに、われわれ心理臨床家が個々の事例を通して援助を求められる社会的背景があるのではないだろうか。たとえば、古くからの嫁・姑間の葛藤関係にしても単純ではなくなっている。そこに養育態度の問題が絡み、孫世代が巻きこまれることになれば、三世代間の錯綜した葛藤関係が発生する。そうなれば、仲裁するにしても簡単ではない。へたな介入をすれば、仲裁者もその葛藤関係に巻きこまれることになるからである。

心理臨床の世界では父性の喪失が指摘されて久しいが、それはおもに戦後世代の父親を前提として主張されたもののように了解される。では、それ以前の父親すなわち戦前に生を受けた祖父世代の権威やイメージは保たれているのだろうか。残念ながら、祖父世代のアイデンティティーも父親世代とは異なる理由で、すなわち敗戦という悲惨な共通体験によって大きな損傷を受けている。祖父性も確固たる社会的基盤に支えられているとはいえないだろう。祖父世代が父親世代の父性の欠如を適切に補完できる保証はない。このような二世代にわたる父性の障害は、第三世代の孫たちのアイデンティティーの確立に少なからぬ影響を与えるものと思われる。また、それは父性や祖父性だけの問題ではなく、母性あるいは祖母性の問題ともからみあった三世代間の複雑な相互作用の一部として理解すべきだろう。いずれにしても、三世代の家族関係全体を見通す視野が、わが国の心理臨床の分野に必要とされているのではないだろうか。わが国での家族療法の実践はまだ、その緒についたばかりといえる段階である。しかし、家族療法の事例は、祖父母と他の二世代の家族成員との関係への直接的対応が心理臨床の実践過程に大きな影響力をもつことを、すでに明確に示しつつある。

そこで、つぎに筆者の自験例を紹介することにしたい（亀口、一九九二[2]）。

三、家族療法事例にみる祖父母の役割

事例　三世代同居のA家族

主訴　中二のY子の登校拒否

家族構成　病院の技師である父親（四一歳）、同病院の事務員である母親（四二歳）、父方祖母（七七歳）、Y子、次女（小五、一一歳）、三女（小三、八歳）の六人である。父方祖母とは両親の結婚当初から同居。父親は次男。母親は長女。ほかに、Y子が登校拒否になって以後、Y子の希望でオスの柴犬をペットにしている。

現状に至る経過　Y子が中一の五月よりさしたる理由もなく不登校となり、以後は三学期はじめに数日登校しただけで、登校できない状態が続いている。

面接経過　ほぼ月一回で計一〇回（九ヵ月）の家族療法が実施された。

第一期　Y子を除く家族との面接

第一回（X年六月、両親と祖母が同席）

不登校の初期には、両親ともに体罰を含む強い叱責により登校を強制したが、Y子が逆に妹たちにその苛立ちをぶつけるようになったため、しだいに放任するようになった。中二の四月に初潮があり、以来、生理時には情緒不安定で、泣くことが多く、ペットの犬以外は家族をそばに寄せつけないという訴えが母親からだされた。

面接場面では、祖母の発言が優勢であり、息子である父親はほとんど発言しなかった。祖母が親役割を維持しているために、両親は子ども世代の一員にとどまり、明確な世代境界は引かれておらず、思春期に達したY子だけが家族境界の外側にはみ出た状態であると理解された。

第二回（同年七月、両親と妹二人）

Y子の心身の不安定さが家族全体に影響を与えている。Y子自身は疎外感を強くもち、犬と祖母がわずかに安全地帯の役を果たしている。セラピストは、次回には犬を連れてくるように両親に要請した。

第二期　ペットを媒介にした家族関係の調整

第三回（同年七月、両親、祖母、Y子、次女、三女、犬）

それまで全く相談機関に足を向けなかったY子が犬と一緒に来談したため、家族全員が勢揃いすることになった。この回も、祖母に比して両親の存在感が希薄であった。そこで、セラピストは両親に、子どもたち全員に実行可能な身辺自立の課題をだすように指示した。

第四回（同年八月、両親、Y子、次女、三女、祖母、犬は父親の指示で屋外につないでいた）

前回の課題にたいして、父親は母親が一切子どもたちに小言を言わず、子どもたちも注意されないようにするという決定を下し、ほぼ守られているとのことであった。父親は「Y子が気持ちの切り替えができるようになり、大分わかるようになってきたと思います」と、やや明るい表情を見せた。Y子は、最近では友だちと遊びに出かけるようにもなっている。

絵画セッションでは、両親と祖母は見ているだけであったが、三人の姉妹は楽しげに大判の画用紙に自由画を描いた。次女が描いた女装した男性像に、Y子は〈父〉と書き添えた。A家で唯一の男性である父親の男性性の欠如を娘たちが象徴的に、というより、むしろストレートに表現したことは意外であった。両親とりわけ父親は、子どもたちが面接の場で、まったく動じずにのびのびと絵を描いたことに「われわれの子ども時代には考えられなかった」と驚きを示した。また、用紙を渡して次回までに家族全員で絵を描いて持参するという課題を与えた。

第五回（同年九月、両親、Y子、次女、三女、祖母）

前回の課題であった絵には、Y子の提案で家族全員（犬を含む）の似顔絵が描かれ、周囲には色とりどりの花が配されていた。Y子は二学期になって一〇日ほど登校し、運動会にも参加できたため、家族は喜んだ。しかし、その後再び不登校状態になった。姉妹喧嘩の際に、両親は自分だけを責める、とY子が指摘した。親自身の対応にも問題があったことを、両親は自覚しはじめた。

面接場面では、セラピストは夫婦間の微妙なズレを強調してフィードバックした。その結果、父親からの発言が徐々に増えていった。

第三期　セラピストを媒介とした家族関係の調整

第六回（同年一〇月、両親、祖母、Y子、次女、三女）

家庭では、Y子は祖母を手伝って夕食を作るようになり、自宅ではのびのび行動するようになっている。同胞葛藤も以前のようには激しくなくなった。一方、父親の焦燥感が募りはじめている。前回にだした物語作りの課題についても、母親はY子に協力したが、父親は加わらなかった。

面接場面で、問題解決のための具体的な指針を与えてくれないので不安だと、父親が率直に不満を表わした。セラピストはその不満を明確化し、共感をもって受けとめたうえで、以後の面接を展開させた。父親が「Y子は前回だされた課題の意味など何も考えていないのではないか」と指摘したときに、Y子が「そんなことはない。考えている」と初めて反発を示したことは注目された。

両親に今後のY子の変化の予測をさせたあとで、セラピストは「年内は、登校について両親は口にしないこと」を約束させ、両親がそれを破った場合にはセラピストに報告してもよいと伝えてくださいとY子に告げておいた。

第七回（同年一一月、祖母、両親、次女、三女）

父親は何らかの実力行使ができない戸惑いを訴える。犬のあつかいを巡って、父親とY子のあいだで葛藤が表面化し、Y子が父親を蹴ったため、父親も蹴り返したという。母親には、格別の変化は見られなかった。

面接場面では、セラピストは治療的ダブルバインドの態度を取り、一方で、まだY子の自主登校が不可能であることを両親に確認させると同時に、父親に何らかの決断を迫る時期であることを口調で感じとらせようとした。また、夫が強硬手段にでようとする素振りに懸念を示し、Y子を保護しようとする母親には「強いショックを与えたくないのですね」と共感的にフィードバックした。両親の和戦両様の構えに対して、セラピストはそのような相補性こそが望ましい協力体勢であることを伝えた。また、父親が自身の厳格な父親（祖父）の下でまったく反抗をせずに育ってきた経過が語られた。この頃にはあまり発言しなくなっていた祖母も、その事実に関しては積極的に追認した。

第八回（同年一二月、両親、祖母、次女、三女）

父親は、年明け以後も登校しないようであれば、毎日曜日にY子が楽しみにしている乗馬クラブがよいや家庭教師を禁止する強い態度にでるとの決意を語った。一方、母親はY子の楽しみを奪ってしまいたくないと主張した。口では強硬手段にでると主張している父親も、反面ではY子の反発を予想しており、セラピストに支持を求めた。セラピストは、「方法より父親の決意の強さが大切である」と言明した。

第四期　夫婦を中核とする家族の再構造化（Y子の自立と祖母の主婦役割からの引退）

第九回（翌年一月、両親、次女、三女、担任）

三学期開始後、週末に登校可能となった。担任は「Y子さんはあまり気後れすることもなく、以前からの友だちともうまくやっています。学習意欲もあるようです」と報告した。面接では、Y子の乗馬クラブがよいをめぐって表面化した夫婦間の差異に直面化させるために、ふたりを向かい合わせで座らせ、話し合うように促した。参加していないY子については、特に課題を設定しなかった。彼女がすでに「自立」を果たしつつあることを、セラピストは暗黙に承認していたからである。同様に、風邪で欠席した祖母については、あえて言及しなかった。それは、実質的な主婦役割を「引退」しつつある祖母に替わって、両親が中心的な位置を占める段階にきたことを示唆しようとしたからである。

第一〇回（同年二月、両親、祖母、次女、三女）

Y子の登校は安定し、友人との関係も良好である。しかし、まだ両親が妹たちを偏愛しているという感情は消失していない様子である。その話題を契機に、両親とりわけ父親の兄弟葛藤の体験が、ついで祖父との支配・服従関係がクローズアップされた。父親は厳格であった祖父の死後も、とくに対立関係にあるわけでもない自分の母親（祖母）にたいしてさえ、心のうちを明かすことはなかったのである。しかし、その事実を表明した父親に対して、祖母が「この子も歳をとってくれれば、長男がそうだったように、話してくれるようになると思います」と受容的に願望を述べたことで、今後の祖母・父親（母・息子）間の関係改善が期待可能となった。家族の家事分担が問題となったので、前回同様に夫婦を向かい合わせで座らせて、分担方法を決めさせた。ふたりに前回のような戸惑いは見られず、「親子で協同作業をすることに決めました」と、笑顔でその結果を報告した。

面接過程をまとめると、第一期では共働きの母親（嫁）に代わって主婦役を勤めてきた祖母のパワーが支配的であった。実質的には祖母が「親」役割を取り、両親は三人の子どもとともに「子ども」の位置に留まっていたと思われる。長女のY子は思春期に達していたものの、同性の母親にも異性の父親にも適切な大人世代のモデルを見いだせず、さりとて子ども世代に留まることもできない不安定な状態に置かれていた。結果的に家族境界からはみ出し、祖母とペットを命綱にした状態であやういバランスをとる以外になかったのであろう。この時期、祖母はY子を含む家族全体の関係を支えていたが、それが一方で両親の親役割を不明確にしていたとも言える。

第二期では前期の面接を通じて明確になったY子とペットとの絆に改善の可能性を期待した。そして、Y子は犬と一緒に面接室に初登場した。この時点で、セラピストはY子の病理性の分析よりも、ペットという「境界的存在」を媒介とした家族関係の再調整に重点を置く接近をしようと決意した。

第三期では、家族関係への復帰にともなう、Y子の心理的安定化とは裏腹に不登校状態の持続によってもたらされた両親のフラストレーションをバネにして、セラピストは両親間の差異を強調した。これは祖母の「親役割」を相対的に弱め、両親こそがY子の「親役割」を取るべきであることを、セラピストが家族に間接的に伝える意図も含んでいた。事実、祖母が「学校のことは親に判断してもらいたい」と明言するようになった。

最終の第四期では、前期で明確化した両親間のY子にたいする養育態度の差異を、今度は逆に減少させるように促し、夫婦を包む心理的境界膜（両親連合）の強化を計った。それによって、あいまいであった祖母・両親間、および両親・Y子間の二つの世代境界を明確化できると判断したからである。

A家族の事例を通して筆者が再認識したことは、二つの世代境界に同時に注意を向けておくことの必要性であった。つまり、祖父母・親間の世代境界と親・子ども間の世代境界の両者は相互に関連しており、決して一方だけに目を向けていては三世代家族関係の勘所を押えることはできない。卑近なたとえをつかえば、「モグラ叩き」のように表面に見えているものだけを追いつづけても成果はあがらない。心理臨床家が話題の内容にとらわれず、時に祖父母の側に、あるいは親の側に、また子どもの側につねに視座を移動させ、世代境界をはさむ双方の立場や言い分、あるいは見通しを取りあげていく。そのような柔軟で共感をともなった中立性を心理臨床家が保つことで、二つの異質な世代境界が次第に姿を現し、混沌としていた三世代の家族関係に、新たな「秩序」が生れる。そのとき、祖父母世代は安心してそれまでの座を次の世代に譲り、さらに孫の世代は勇気をもって自立への第一歩を踏みだせるのではないだろうか。

したがって、家族療法における祖父母の役割とは、家族と心理臨床家の双方に二つの世代境界の存在とその質的変化の必要性を体験させる具体的な手がかりを与えることであろう。

文献

(1) Guggenbuhl, A.（樋口和彦、武田憲道訳）『結婚の深層』創元社、大阪、一九七九。

(2) 亀口憲治「『家族境界膜』の概念とその臨床的応用」『家族療法研究』八（一）二〇-二九、一九九一。

(3) 亀口憲治『家族システムの心理学』北大路書房、京都、一九九二。

(4) 松尾恒子「老年期夫婦の心理的危機」岡堂哲雄編『家族心理学入門』培風館、東京、一九九二。

(5) McGreal, C. E.: The family across generations: Grandparenthood. In: (Ed.), L'Abate, L. *Handbook of developmental family psychology and psychopathology*. John Wiley, New York, p. 116–131, 1994.

（6）坂田三允「老年期の家族過程と危機」岡堂哲雄編『家族関係の発達と危機』同朋舎、京都、一九八九。

長寿国の老人たち

――老年期心理への状況論的考察から心理療法的風土へ

高江洲義英　金城　司郎　上里　隆子
比嘉　俊江　島袋　朝夫　平野　潔

一、はじめに……老人と共に生きる

長寿国日本である。わが国の戦後の平均寿命の伸び率は驚異的であり、人類史上に例のない事象であろう。日本人の平均寿命は、男性七六・二六歳、女性八二・五一歳である（一九

九〇年）。今日では長寿世界一をさらに更新し、女性は九年連続、男性は八年連続世界一を更新中である。つまり、平均寿命は「人生八〇年」の時代への突入を示し、高齢化率も年々上昇をたどっている。

沖縄県は人口比に占める長寿者数は日本一をさらに更新しており、一〇〇歳以上の長寿者数は二九三名に達している（一九九〇年）。上位市町村は、那覇市五七名、沖縄市二二名、具志川市二〇名であり、人口比率からすると、具志川市は那覇市や沖縄市に比して、市街地では沖縄一の長寿地域である。ということは筆者たちの職場である「いずみ苑」（老人保健施設）は世界一の長寿地域ということになる。この地で老人のケアを持続することはどのような意味をもつであろうか。収容施設、家族代理の役割のみでなく、真に老人と共に生きる地域の在りかたならびに心理療法の視点について考えてみたい。

二、症例呈示

症例A翁：米国基地に投石する翁の嫉妬妄想

A翁は地方都市の中産階級として、比較的安定した人生を過ごしてきた老人である。来院時九一歳の高齢であるが、身体的には健康であり、一歳違いの妻も柔和な表情を漂わせる媼であった。戦争をはさむ長い人生の苦楽を共にし、子どもたちもそれぞれに育てあげ、周囲からも評判の仲の良い夫婦であった。

翁の行動異常が気づかれたのは、孫の結婚・出産をめぐってのトラブルからである。ひ孫の祝儀に祖父としての役割を期待していた翁に対して、家族の意見は「高齢のゆえ出産見舞いに病院には行かないほうがよい」とのことであった。孫との対面を止められたことにより、仲間はずれにされたと立腹し、妻を家から追いだしてしまった。妻は翁を恐れて家には戻らず、その後翁は不眠傾向となる。翁の生家は現在米軍基地となっており、現在の自宅と目と鼻の先にある。本人が若い頃に丹精込めて植え育てたガジュマル（榕樹）の大木も、基地のフェンス越しによく見える。
そのうちに妻への不信感を募らせ、それがいつからか「妻が隣接する米軍基地の米兵と懇意になっている」「妻もアメリカ人が連れていってしまう」との被害妄想に発展し、やがて基地に向かって投石をくりかえすようになり、家人に付き添われて当院を来院した。来院時、翁の心身は年齢に比して、かなり健康であったが、妻への嫉妬妄想のみは、頑として曲げなかった。翁の入院後、妻は嫁と共に弁当を作って翁を見舞いにかよった。芭蕉の着物を涼やかに身にまとい本人の傍らにすわる妻、そして翁の表情からは入院前のトラブルが想像もできないほどの、美しく輝く夫婦だった。

症例B媼：悪性腫瘍の夫への嫉妬妄想

症例は、七七歳の教養のある御夫人である。長年連れ添った夫とのあいだに、優秀な子どもたちもあり、幸福な家庭にみえていた。七〇歳代に入り、夫の肺疾患が長期の経過をたどり熱心に看病を続けていた。夫の症状は精密検査を要する重篤な状態にあり、自宅から一時間あまりを要する専門病院での精密検査および治療を要していた。五、六年に及ぶ夫の介護を続けるうちに夫の疾患が悪性の経過となるころから、夫への嫉妬妄想が出現しだした。入院している夫が院内の某女と浮気をしていると疑い、夫の退院後も近くの某女と関係がある、その証拠もあるとの妄想を発展させた。夫の入院中は夫を疑いつつも献身的な介護を続けたものの、夫の退院後は妄想の発展に伴い「夫と離婚する」「裁判所に訴える」「別居する」と攻撃的になり、家族への不信感もつのらせていった。某女は和文字をたしなむなど、教養ある御夫人であるが、長年に及ぶ夫の介護を続けるうちに夫の経過の悪化に伴い、夫への嫉妬妄想の形で周囲への攻撃、自らの人生のやりなおしを訴えるようになった。家人に付き添われて来院するも治療拒否の態度が頑なであった。気分軽快をはかるためもあって、病院の庭園に誘ったところ、秋の七草をみつけ、気分よく七草の話をするうちに自らの役割を取り戻し、家人と距離をとるために入院することになった。人は自らの力のかぎり、連れ合いを助けたいものであるし、また連れから頼られたい、連れの世話になりたい存在である。自らの力及ばず連れ合いが自らの手の及ばぬ病の彼方に遠ざかるにつれ、己の無力さ、不安などを妄想や攻撃の形で出現させることになるのであろうか。夫婦の役割のありかた、人間関係を老後に至るまで考えさせてくれる症例である。

症例C媼：夫を看取る立場から、その後に看取られる側に身をおく媼

夫は元来の酒好きであったが、七四歳のときに深夜まで飲酒後、早朝に脳卒中発作を起こし、以後五年間に及ぶ入院治療となった。夫の入院中に七一歳であるC媼は、その後五年間、一日も休まず、夫の看病にかよった。急性期の治療は県立病院で、身体的危機を抱えながらの緊張の日々であった。その後のリハビリ期は、適当なリハビリ施設がなかったこともあって、いくつかの病院を転々としながらの介護であった。七一歳から七六歳までの五年間、時には片道一時間余りの道程を夫の看病のために往復していた。

夫の死後四九日までの法要をつとめ、子どもたちが独立していることもあって、古い大きな実家にひとり住まいとなり、仏壇を守っていた。夫の死後半年くらいから、不眠、心気的となり時に傾眠傾向が出現、日中の意識混濁も疑われたので、近医を受診し、持病の糖尿病が悪化していることがわかった。以後高血圧、糖尿病、不整脈など、種々の身体症状が徐々に悪化するも、ひとり暮しのこともあって健康管理や食事療法も困難であった。しだいに入院を要する状態となり、いくつかの病院の入退院をくりかえさざるをえなくなった。七九歳

頃より脳血管障害の症状が出現し、多発性梗塞をはじめついには脳出血を引きおこし、重篤な症状に至った。何度かの危機状態を脱出したものの、八三歳で夫の経過を追うように、自らの人生をも終えた。

七〇歳を過ぎて夫の看病に五年間も懸命に介護したC媼が、夫の死後一年も経たずに自らが介護される身となり、以後夫と同様の療養生活に入っていった。生物学的な事実経過は、偶然性として片付けるか、それとも心理学的、実存的生きがいの価値と喪失の側面から考えるか、いずれにせよ老人問題を考えるときに、参考となる事例といえる。

症例D媼：夫の看病に疲れ心気・抑うつ状態となった媼

媼は七七歳の教養ある御夫人で、戦中戦後を共稼ぎで生き抜き、子どもたちを育てあげ、地方の財産家としての地位を築いてきた苦労人である。夫が七〇歳の頃から肺疾患を患い、長期の療養となる。媼は、子や孫の世話と、夫の看病に奮闘してきたが、数年に及ぶ疲れからか、ことに同居している長男夫婦との軋轢もあって、抑うつ・心気症状を訴えるようになる。それでも、夫の症状が重篤な折は献身的介護を果たしていたが、夫の具合いがほぼ安定してきた頃より、自己の身体の不全感、ことに「背中がひりひりと焼ける感じがする」との訴えをくり返し、いくつもの病院の受診ののちに、当院受診となった。

当院での入院治療で、一時的には症状は軽快し退院となるが、自宅に戻ると同様の家族関係のなかで、再び心気・抑うつ状態となり入退院をくりかえしていた。

主婦としての役割を充分に果たしてきた媼には、現在の自分が、身体的不全感のために自己の志向する役割をとりえていないことに抑うつ、罪責感を深めて自ら入院を希望して、病者としての存在に身をおくことになる。媼にとっての家庭とは何であり、病院とは何であろうか。七七歳になっても、主婦としての役割にこだわり、家族の期待する役割を取得しえぬ自己への罪責感を強める媼は、入院中の病床で何を考えつづけているのであろうか。

症例E媼：夫と娘の回復につれ、娘に依存する媼

媼には男女二人の子どもたちがあるが、ともに独身である。長男は両親と妹を気遣う心やさしき独身中年男性であり、娘は以前内因性精神病の激しい妄想により入退院が数年間に及ぶ治療を要したが、現在は寛解状態にあり、両親の世話に奮闘している。

商業地域の基地の街で、苦労して二人の子どもたちを育てあげた夫婦であるが、病弱の夫に連れ添っているうちに、媼が六八歳の頃より娘が激しい被害妄想の行動化により入退院を余儀なくされ、数年間にわたり、娘の将来に心を悩ます。

娘の経過は入院治療を経て寛解に至るが、そのころより「家がなくなる」との不安感をつのらせ、片時も娘の側を離れようとせず、なにかにつけて、息子、娘に世話をかけ、子どもたちを家のなかに縛りつけようとしていた。媼は入院治療には至らず、外来、およびデイケアで対応しており、病院では上品で穏やかな御夫人であるが、自宅に戻ると不安、心気、焦燥感をくりかえし訴え、子どもたちを悩ませている。

三、考　察

1. 連れと共に生きる人生

これら五症例の概略から、われわれは老年期における役割の意義と、家族内の位置などを考えてみることができる。症例Aは高齢化による家庭内役割喪失を契機に、米軍基地への攻撃を開始した。症例Bは肺癌の夫の看病のさなかに、自己の人生の再出発を決意し、家人を驚かせた。症例Cは長期の夫の看病の後に、夫の死後の状況で自らが同様の経過をたどることになり、子どもたちの世話になりつつ人生を終えた。症例Dは夫の看病に疲れて嫁との対立もあり、主婦としての役割に混乱をきたして、心気・抑うつ状態をくりかえしている。症例Eは夫の看病と娘の療養に心根を使いはたし、娘の劇的な回復後は、自らが娘への依存を強めて、娘を悩ませている。

これら五症例に共通する主題は「他者志向性」と「役割意識」いうことであろうか。人間は、その年齢にかかわらず、いくつになっても他者と共に人生を歩みたいものである。他者より愛され、他者を愛し、弱き者を看取り、また己自身も時として弱き者の立場に身を置き、家族より看病されたい願望をもつ。心身の衰退期にある老年期にあって、このような他者志向性はさらにその意義を増し、家族との軋轢のなかに役割の混乱をきたし、心身の不調を呈し精神の病状として病の位相に流されていく。

このような老年の存在にとって癒しとはどのようなものであろうか。生物科学的終局（老衰）を延命装置により世界一の長寿国にまで押しあげたわが国にあって、このような精神科学的終局（痴呆）への対応は急を要する課題であろう。人間は不老長寿の延命を望むと同時に、その人生の終局まで、心の安らぎと、自己の存在の意義を家族、つれ合いと共に求めていく存在である。自己の人生の終局にあってこそ、他者の存在に光を求め、また他者をみつめる自己のまなざしのなかに、なお自己の精神の炎を見いだしていくように思える。島崎敏樹（一九七四）[6]は『生きるとは何か』のなかで「生涯の最後に臨んでも、私たちは連れとともに光をめざす存在のように見える」と述べている。この言葉についてさらに検討してみたい。

2．生の有限性の否認

今筆者らが用いた「自己の精神の炎」という言葉から、安房直子の童話「火影の夢」[1]を連想させた。「連れとともに光をめざす存在」という言葉から映画化されたミステリー小説「この子の七つのお祝いに」が連想させられた。前者は老人が主人公の童話であり、後者は母子関係を扱った小説である。

まず「火影の夢」は、かつて妻を排斥し孤独なまま過ごしてきた骨董屋の老人が、魔法のストーブを手にし魔法のスープを味わう。かつて己れに不足していた体験を満たす幻想的な他者と出会い、ますます出会い損なった体験とそこから生じる懐かしさを味わいたい衝動に駆られ、禁じられた使用方法・掟を破り、幻想世界へ入りこんでしまう物語である。これは悦へとかぎりなく吸いこまれていく点で、主人公自身は何かによって「死」への道連れとさせられていった。

「この子の七つのお祝いに」では、子どもを亡くし夫に捨てられた女性が誘拐してきた子に捨てた夫に対する恨みを伝えつづけ、娘が七歳のとき自殺する。残された子は、手相を手がかりに父を探しつつ殺人を続けるという物語であった。母親側には、子と夫を失うという喪失体験から生じた穴を埋める心的作業として妄想形成が生じていた。娘は母自身の欠如の穴埋めに利用され、母の自己愛の補塡＝パラノイックな位置に置かれたまま「母が望む所に私がある／私が母の穴を埋めることができる」と思い込み、それを自己の存在のアリバイにしていた。映画の最後で、これまでの自己存在のアリバイがくずれ、娘は泣きくずれていた。

この二つの物語は、先の島崎の文章の裏側の物語として読んでいくことができる。共通する主題は、「生の有限性の否認」である。前者の物語では、自己の存在の真実が彼の「幻想の中で自己完結されてしまうこと＝死」を暗示しており、後者の物語では、「自己の疎外された部分（対象）との関係の持ちかた＝自己愛」の破綻を暗示している。

なぜこれが、生の有限性の否認なのか？　人が人として生まれ、言葉で名を呼ばれたとき、生れ落ちた子は死に向かう。自分についての真実は他の場に存在し、自分自身によっては不可能である。生の有限性の否認とは、シニフィアンとして誕生した自分の存在の証＝シニフィエを他人に求め、自分の自己愛の虜＝〈道連れ化・引きずり込み化〉の対象としたり、己れが対象になってしまうことである。これは不可能性の象徴化の失敗＝死の否認（死＝有限性＝去勢の内在化の失敗）である。

そういう意味で、老人のケアにおける「他者指向性」や「役割」を考えるとき、私たちは恐ろしい世界と対峙することになる。生の有限性＝不可能性を安心して生きることを保証するものとして、三つの視点が考えられるのではないか？　第一は文化・風土的制度、第二は語る存在として老人を認識すること、第三は歴史的相対性である。

3. 文化・風土的制度

これは、制度的なものによる生の有限性＝不可能性を甘受し、表現する場である。ここにはある文化・風土・死生観に基づく儀式（踊り、歌なども含む）や老人に対する地域の風習を規定する観念が含まれるであろう。沖縄における文化・風土的制度のうち沖縄における霊魂観と長寿文化の二点から紹介できるであろう。

(1) 沖縄の霊魂観

哲学者梅原猛は、沖縄・アイヌの死生観や儀式のなかに日本の基層文化を読みとっている。沖縄は霊魂観が豊かである（高江洲、一九九三）[7]。例えば、アンガマ（精霊盆）という風習では翁・嫗のお面をかぶった人＝「異装の来訪者」が、死霊的存在として人間と冥土の話をかわしたり、祖先をなぐさめたりする。人間は自己の死を客体化して見ることは不可能であり、他者の死に臨んで死を直視することになるから、実体化されないところでしか「死」は設定されない。「そこ」からみると現在がちゃんと見えるような場所に実体化しえない死の場所を設定するしかない。霊魂観、死生観、生まれ変わり観などは死を実体化できる場であろう。自分の自己愛の虜＝〈道連れ化・引きずり込み化〉に対する文化的に健康な自己愛の保証枠ではないかと思われる。

(2)　長寿文化

長寿県で知られている沖縄において、どのように老人が大切にされているかに触れた文献は多い。例えば、渡邊（一九九三）[10]は「沖縄には〈長寿をささえる文化〉、すなわち『長寿文化』と称すべき文化がある。……いくら老人に、医療の無料化、施設使用の減額、仕事の免除などの特権を与えても、積極的な意味での『長寿文化』が、そこにつくられ保証されるわけではない。……〈老人福祉制度〉は、むしろ『老人を老人にする』制度であっても『老人が老人でありたい生活』、『老人が主役の生活様式』を確立させるための制度だとはいえない」と述べ、沖縄に老人の生活を積極的に評価するような「長寿文化」の存在を挙げている。

これは、あの世ではなく、今生きている老人を支える文化である。環境と個人との意味ある連結がこわれたときや語り損ったとき、その文化は破綻が生じるということを暗示する。そういう意味で霊魂観や長寿文化とは、あるライフサイクルに位置する集団たちの語る存在を保証する言語＝象徴である。

まう存在として周囲に認識されるべきであるということである。

4．語る存在として老人を認識すること

二つめは、老人が語る存在として対峙していく際の周囲の人びとのありようである。個別的なひとりのライフサイクルに焦点を当てた言葉である。人は「自分は誰で、どこで生れ、どこへ行こうとしてるのか？」という問いに答えるべき存在として周囲に認識されるべきであるということである。

語る存在を拒絶した老人の姿として、映画化された山本周五郎の「赤ひげ診療譚[9]」の場面が浮かぶ。それは女房に裏切られ、娘に拒絶された蒔絵師六助の孤独な臨終の場面である。彼は一切の苦悩を心に収めてしまい語ることを拒否した老人であった。赤ひげに、「人間の一生で臨終ほど荘厳なものはない」と言われた若い医師登は、「醜悪というだけだ」と呟く。語らぬ存在は、身体的に生きていても周囲には醜悪なものないしは不気味なものにしか映らないのかもしれない。しかし、死後老人の娘が父について語るとき、また別の患者の臨終での語りに立合うとき、若い医師登に変化が訪れる。映画では荘厳な音楽と共に六助の姿が登のなかに蘇る場面があった。

「語る存在」とは、老人をめぐって周囲の人が語り、患者も語り伝達されることである。これまでの歴史の再発見と回復、いつか見たことのあるもの、心象風景との出会いが生じたり、身体的死を超えるものが生れる（言葉でなくても絵画、文字、作品などの表現であってもよい）。

5．歴史的相対性と治療者の役割

心理療法的風土をめぐっては、老人の患者に対する若い治療者の逆転移の様相という臨床上の問題から入っていくと、他者志向性、役割、エイジレスという概念が理解しやすくなる。ハマー（1792）[3]は、老人に対する心理療法の可能性に関する悲観主義を取りあげている。多くの治療者たちは、「患者の人生は大半過ぎており、専門的治療的努力は時間の無駄だろう」「老化や器質的疾患、頑固な人格などがあるために、どうしても予後が悪い」という悲観的な感じを抱きやすい。ハマーはこれらの感情は個人的な逆転移と関連しており、老人の患者の治療の拒絶感の合理化（言い訳）になっていると指摘している。個人的な逆転移の原因として、治療者自身の未解決な問題――自分自身の両親との関係――があり、かつて未解決のままであった両親に対する怒りが老人に対して無意識的に懲罰的になったり、拒絶感となって現れるという。また患者たちが治療者を子として扱うという意味で老人の転移を「転移の逆転（reversed transference）」と名付けている。

このような背景の結果、若い治療者たちの示すことになる逆転移反応（感情や行動）をハマーはいくつか挙げている。①老人患者の退行した状態や親子関係の逆転に耐え切れないで、怒ったり、ちゃんとしなさいと自律性や成熟へ押しやりたくなること、②老人に対する罪悪感（優位な立場にあること、自分は死からは遠いことなど）によって過剰に反応し、過剰な哀れみやマゾ的な忍耐・我慢を自分に強いてしまうこと、③老人の依存・性的誘惑に対して近親相姦的恐れを抱くこと、④頑固さと要求がましさに対する困惑（孤独・悲哀を訴えられ、自己愛的伴侶にさせられ、こきつかわれる感じから怒りを感じてしまうこと）、⑤加齢、老化のせいにして訴えられてくると、治療者は治療者としての自己価値観に自信がなくなったり、無能力感に囚われること、⑥死に対する哲学のなさに晒される感じ、などである。

これらの逆転移反応を読むと、『一体何時の（かつての）誰の何が何に対して喚起されているのか？　一体誰が誰の何を扱い損ねようとしているのか、一体私は誰を対象としているのか？』という問いかけが根本にあることがわかる。つまり、老人を相手にしつつある治療者のなかの「他性＝自己の疎外された部分」との折り合いの問題という自己愛の主題である。若い人vs老人、自分vs他人、心vs身体、そして生vs死と考えていくと、他性のものの究極は死である。つまり、老人は若い治療者にとって「将来的死」として疎外された自分として現れている。そこで治療者も自分の存在の意味が問われている（しかし、中年期以降の患者とのあいだで生じるさらに広範なライフサイクルからみた転移については、キング（1980）[4]が詳細に展開している）。

このような状況において治療者は何を考えていくべきだろうか？ 老人に対する心理療法を考えるとき、三つの治療者の位置を挙げておきたい。第一は治療者自身の教育分析によってラカン的意味での〈死〉の問題＝自己愛の問題に決着を付けていることである（Schineiderman, 1983）[5]。

第二は、エリクソン（1982）[2]の精神分析における歴史的相対性の考え方である。つまり、治療者と患者との相互に関係しあう協応システムとして捉えることである。キング（1980）[4]が述べているように目下相手にしている患者のなかで一体どのような「時間性（timescale)」が機能しているかを理解することである。

第三の方法は、未熟な治療者のとりうる方法である。筆者たちの一人が目下採用している姿勢＝ステップは、まず「若い治療者たちは老人によって分析されている」と理解してしまうところから始まる。老人に他者として向き合い、例えばエンデの『果てしなき物語』のなかで、『果てしなき物語』を読んでいる少年が、自分の物語を読まされてしまっているという構造として、治療者自身の在りかたを設定してしまうのである。次に、「自利・利他の姿勢」をとる。若い治療者自身のエゴイズムに関する痛烈な認識を含みつつ、自らがこの関係性において救われる過程のなかで相手の救いがあるという認識である。つまり去勢されてしまうのである。そこで空を抱き無に向かうのである。老人によって分析されていることを安心して生き、浮んでくることを言葉にしていくのである。生の有限性のなかでの関係性において「自由になること＝言葉の自由」を得ていくのである。ここで先に引用した島崎の言葉がわれわれ自身の問題として受けとめることができるようになる。

四、おわりに

エイジレスとは、時間と空間を一挙に開示する治療的概念である。これは、老人の臨床（のみならず子どもの臨床）においても人の真実が伝達される無意識の場である。老人に対するエイジレスな治療の場としては、三つの側面を考えておくことができる。第一は死生観を背景にした文化・風習などの制度的な場である。これについては沖縄の長寿文化から学ぶことができる。ここから病院や施設におけるエコロジカルな心理療法が設定される。第二は家族のなかで言葉にされ存在を得る場である。老人を再度語る存在としてみなすとき、歴史＝役割の回復をねらう支持的な心理療法の場が設定される。第三は老人と対峙する治療者が未来的な形で関わり合う相対的な場である。ここでは死の象徴化をめぐる自己愛の問題に対するとりくみが治療スタッフの側から始まる。

文献

(1) 安房直子「火影の夢」『童話集　銀のくじゃく』筑摩書房、東京、一〇四-一五二、一九七五。
(2) Erikson, E. H. : *The life cycle completed : A review.* Norton, New York, 1982.（村瀬孝雄、近藤邦夫訳『ライフサイクル、その完結』みすず書房、東京、一九八九。）
(3) Hammer, M. : Psychotherapy with the aged. In : (Ed.), M, Hammer. *The theory and practice of psychotherapy with specific disorders.* Charles C Thomas, Springfeild, p. 376-399, 1972.
(4) King, P. : The life cycle as indicated by the nature of the transference in the psychoanalysis of the middle-aged and elderly. Int. *J. Psycho-Anal*, 61 ; 153-160, 1989.
(5) Schineiderman, S. : *Jacques Lacan : The death of an intellectual hero*, 1983.（石田浩之訳『ラカンの〈死〉』誠信書房、東京、一九八五。）
(6) 島崎敏樹『生きるとは何か』岩波新書、東京、一九七四。
(7) 高江洲義英「呪術と精神医療」河合隼雄他編、岩波講座『宗教と科学』第八巻「身体・宗教・性」、岩波書店、東京、二五九-二九〇、一九九三。
(8) 梅原　猛『日本人の「あの世」観』中央公論社、東京、一九八九。
(9) 山本周五郎『赤ひげ診療譚』新潮文庫、東京、一九六四。
(10) 渡邊欣雄『世界のなかの沖縄文化』沖縄タイムズ社、一九九三。

高齢者の自殺とその予防

高橋祥友

一、はじめに

若者の自殺には社会の強い関心が寄せられているが、高齢者の自殺率の方がはるかに高いのが現状である。一九九九年には六五歳以上の人口が全人口の一七%を占めていたが、同年代の自殺者は、全自殺者の二五%に上った。二〇二〇年までにわが国の高齢人口は倍増し全人口の約四分の一になると予測され、それに伴い高齢者の自殺は今まで以上に深刻な問題となるだろう。

身体疾患、知人や配偶者の死、社会的な役割の縮小、経済的な問題といった喪失体験も他の年代に比べて多く、また深刻である。そして、現実に死が近い将来に迫っている高齢者にとって、ほとんどの自殺の危険因子がごく日常的な出来事にさえなっている。

高齢者の自殺についてこれまでに次のような特徴が指摘されてきた。(1)自殺企図と既遂自殺の比が若年層に比べて小さく、自殺企図が死に直結する危険が高い。(2)死の意図が確固としている。(3)致死性の高い自殺の手段を用いる。(4)予告兆候が必ずしも明確でない。このような理由から高齢者の自殺は予測が困難で介入がむずかしいと指摘されてきたが、もう少し詳しく検討してみることにしたい。

二、高齢者の自殺の特徴

カーコフら[2]は自殺の危険の高い高齢の患者を三群に大別したが、その分類に筆者の経験を補足してみた[5,6]。

1．不治の疾患に罹患した群

回復不能な不治の病に罹患し、予後が不良なことを覚悟した結果、自殺を決意する群である。その中には重篤な身体疾患にうつ病が合併している例も少なくないため、背景に存在する精神症状を治療することで、自殺の危機に介入する可能性は十分にある。自殺の危険の高い患者を調査すると、実際に悪性疾患が直接自殺の動機となっている者は必ずしも多くはないことがわかる。

2．慢性的な自殺の危険群

人格の偏りが明らかで、生活史の早期から自己破壊傾向を認め、自殺企図を反復し、老年期に至っても自己破壊行動を繰り返す群である。一生を通じて問題行動を認め、精神疾患の既往歴、入院歴、自殺企図歴もあり、周囲の人々との関係も破綻している。さまざまな自己破壊行動が人格の特徴となっているが、これも高齢者の自殺の一部を占めるに過ぎない。

3．急性の自殺の危険群

老年期は誤解に満ちているとよく指摘される。高齢者の抱える問題は解決が非常にむずかしいと考えられ、自殺も合理的な解決法であるとみなすような社会の態度こそがそもそも大きな障害かもしれない。高齢者の抱える問題でも適切な対応によって、解決の糸口が見い出せる例が多いのも事実である。高齢者の自殺でもかなりの例がこの群に該当する。

（a）葛藤山積型（急性反応型）

老年期に特有に認められるストレスの山積（慢性疾患、配偶者や知人の死、経済的な問題、家族との葛藤）の結果、急性に自殺の危険が高まる例である。ストレスの質こそ違っても、介入の方法は若年の自殺の危険の高い患者に対するものと大きく異なるわけではない。

（b）重篤なうつ病型（精神病型）

重篤なうつ病のために自殺の危険が高まることがあるのも他の年代と同様である。強い不安焦燥感、自責感、妄想を伴う症例では、自殺の危険が高い。遷延化したうつ病患者で急性に自殺の危険が高まる場合も少なくない。うつ病を早期に正確に診断し、治療に導入する。しかし、高齢者では以下に述べるように、うつ病の症状が否認や器質的な障害によって隠蔽されることが多い点にも注意したい。

（c）身体化型

（c）から（e）は高齢者の自殺の特徴的な側面をとらえている。高齢者の自殺の主な動機としてしばしば病苦が指摘されてきたが、それ自体が生命の危険を直ちにもたらす種類の病気であることはむしろ少ない。老齢期のうつ病の特徴として、抑うつ症状を身体的な訴えや心気的な症状によって表現する傾向があるが、身体化された症状が前面に出て、真の抑うつの程度が表面的には軽快しているとされたり、過小評価されることがある。

ここでいう身体化された症状とは、心気症よりもやや広い概念であり以下の特徴を認める。⑴執拗に繰り返される身体的な訴えがある。⑵-a器質的な異常を認めない。または、⑵-b高齢者であるために実際に何らかの身体的な異常を認めることも多いのだが、実際の異常の程度とは不相応な訴えがある。⑶医学的な説明に容易に納得せず、きわめて治療抵抗性である。⑷身体症状の部位は時に移ろう。⑸訴えは精神的に重要な役割を果たしている人々（家族や医療者）から何らかの援助を得ることに強く関連している。

このような身体化された症状を、自殺の危険の高い高齢患者に高率に認める。[6, 7] 身体化型といっても、①うつ病の心気妄想、②うつ病に伴う身体症状、③心気症、④実際に存在する身体症状が誇張された形での訴え、⑤仮面うつ病の症状などがあり、必ずしも高齢者ではこれらの症状を互いに明らかに識別するのがむずかしい例も珍しくはない。

また、治療に抵抗し慢性化した高齢の患者が、病状の長期経過の末に身体症状を執拗に訴え始めると、単なる心気症であるとか神経症化したと片付けようとする治療者の態度も問題になってくる。むしろこのような症例では遷延化したうつ病の一症状を強く疑って、心気症状を管理する方が賢明である。

デ・アラルソーン[1]も、心気症状を呈する高齢患者には自殺企図が多い点を指摘している。心気症状が存在する場合は、そうでない場合に比べて、自殺企図の危険が三倍も高い。木戸[3]も高齢患者の心気症状を軽視することの危険を強調している。筆者の調査でも身体化された症状は、高齢者の自殺の危険因子として有意に高率に認めている[6]。

（d）自己管理放棄型

これもうつ病との関連が問題となるのだが、身体化された症状が病像の前景に出る型とともに、自己管理の放棄を特徴とする特異な一群が存在する。たとえば、糖尿病や高血圧症などの慢性疾患は高齢者では決して稀でないが、精神症状が悪化した結果、それまで適切に行なわれていた慢性疾患の管理や健康の管理がまるで他人事のように不十分になってしまう患者がいる。そして、身体症状も精神症状も同時に悪化していくといった悪循環を引き起こす。自己管理放棄型は、慢性自殺や事故傾性といってよい側面さえ認める。

（e）せん妄・痴呆型

せん妄や痴呆は認知の障害を伴い、その結果、周囲の状況を正しく確実に把握できず、突然の行動が自殺企図へと結びつく危険が高い。センドベーラーら[4]は、六〇歳以上の健康人では五％から一〇％しか器質性脳症候群を認めないのに、同じ年齢層の自殺企図者では五〇％に器質性脳症候群を認めたと報告している。重篤な痴呆よりも、むしろ長谷川式簡易知的精神機能評価スケールで二〇点台の比較的軽度の例が多い。他の身体疾患とも関連して、術前、術後の強い不安やせん妄にも注意する。抑うつ傾向に伴う身体化症状、軽度の痴呆、せん妄は、高齢者の自殺に結びつく危険な三徴といえる。このような特徴を認めた高齢患者が、希死念慮を表明したり、自殺を図った場合、実際に近い将来、自殺のために死に至る危険は非常に高い。

以上、自殺の危険の高い高齢患者の特徴について述べてきたが、次のようにまとめることができるだろう。(8)

三、まとめ

第一に、高齢者の問題に対する過剰な心理的了解が問題となる。確かに高齢者にはさまざまな喪失体験があるのだが、そのために多少抑うつ的になっても当然であると、高齢者自身もそして周囲の人々もとらえがちで、早期介入を困難にしている。

第二に、それまでの良好な社会適応を、老齢期に至っても引き続き維持していると本人も周囲も期待し、危機状況において適切な援助を与えることを怠る傾向がある。

第三に、高齢者では抑うつ症状を心気症状によって表現する傾向が高い。また、精神科受診への抵抗や精神病とみなされることへの恐怖感なども強く、精神科以外の一般科に身体症状を主訴として受診する例も多い。抑うつ症状に乏しい場合は、経験豊富な精神科医でさえ、そのような精神症状を正しく診断するのは容易ではなく、まして一般科の医師では身体症状ばかりに関心を向けがちである。そして、患者と医師の双方が身体症状にとらわれ、背景に存在する精神症状が正しく診断されず、治療の機会が失われかねない。

第四に、従来、高齢者の自殺が議論される場合、老年期に特有の心理的過程ばかりが強調される傾向があった。しかし、自己保存能力の減退につながるような軽度の痴呆や意識混濁などの老年期に伴う生物学的な過程や、高齢者に対して向けられた独特の社会の態度なども、自殺の危機を生ずる重要な要素となっている点に一層の注意を払う必要があるだろう。

高齢者は死の意図も確固としていて、致死性の高い自殺手段を用いる傾向があり、また個体側の脆弱性からも、自殺企図が実際に死に結びつく危険は他の年代に比べてきわめて高い。そこで、この年代に特有なこれらの病像を十分に理解したうえで、早期に診断を下し、適切に介入し、徹底的な基礎疾患の治療に直ちに踏み切る必要がある。そのためには、単に精神科の医療従事者ばかりでなく、自殺の危険の高い高齢患者が受診する機会が多いと予想される一般科の医師に対しても、高齢者に特有なうつ病や自殺の危険についての正しい知識を啓発する必要がある。

文献

（1）De Alarcón, R.: Hypochondriasis and depression in the aged. *Geront. Clin.* 6: 266–277, 1964.

（2）Kerkhof, A. J. F. M., Visser, A. P., Diekstra, R. F. W., et al.: The prevention of suicide among older people in the Netherlands. *Crisis.* 12: 59–72, 1991.

（3）木戸又三「老人の心気症」『老年精神医学』二、三七八-三八五、一九八五。

（4）Sendbuehler, J. M. and Goldstein, S.: Attempted suicide among the aged. *J. Am. Geriat. Soc.*, 25: 245–248, 1977.

（5）高橋祥友「高齢者の自殺」『自殺予防と危機介入』一五、一二二-一三四、一九九一。

（6）高橋祥友「高齢者の自殺予防に関する臨床精神医学的研究」『大和証券ヘルス財団助成研究業績集』一六、九六-一〇三、一九九二。

（7）高橋祥友『自殺の危険——臨床的評価と危機対応』金剛出版、一九九二。

（8）高橋祥友『老年期うつ病』日本評論社、一九九八。

高齢化社会における精神医学
――公衆衛生学の観点から

荒井由美子　久道　茂

一、はじめに

従来、わが国の公衆衛生学の対象疾患は、感染症などの急性疾患が中心であった。しかし、疾病構造の変化と共に心疾患、癌などの成人病対策に力点がおかれるようになって久しい。こうした疾病構造の変化は、急速に進行しつつある高齢化社会の進行と相まって、身体的疾患だけではなく精神科疾患にも生じている。このため、痴呆および老年期のうつ病などの罹患者数が急増している。こうした状況に対応するためには、罹患者に対する治療だけでなく、罹患者の増加をできるだけ抑えるように「予防」策を講じ、また罹患者が速やかに治療を受けることができるように「早期発見」を促すことが重要である。本稿では老年期精神疾患として代表的な疾患である痴呆を例にとり、公衆衛生学が高齢化社会における精神医学に対しどのように貢献できるかを、「ニーズ把握」「予防」「早期発見」の三つの視点から概説する。

二、ニーズ把握

高齢化社会の進行に伴い、わが国の人口構成は急激に変化しつつある。特に七五歳以上の後期高齢者の増加は著しく、一九九〇年には前期高齢者が七・二%、後期高齢者は四・八%にも達している。また、前期高齢者、後期高齢者における痴呆の有病率はそれぞれ約三〜六%、二〇%と推定されており、わが国における痴呆の罹患者は一九九〇年には一〇〇万人にものぼっている。[7] しかもその数は、二〇〇〇年には一六〇万人になると見込まれている。痴呆高齢者には介護を必要とするものも多いことから、こうした事態に対処するために厚生省では新ゴールドプランに基づいて、ホームヘルパーの増員、痴呆専門病棟の充実などを推進してきた。[8] こうした医療・保健・福祉計画を立案する際に重要なことは、どれだけの人がいつまでに、供給予定のサービスを必要としているかを的確に把握することである。この原則を痴呆の場合にあてはめると、痴呆の罹患者がわが国にどれだけ存在し（有病率）、一年間にどれだけの新しい罹患者が新たに生じるか（発生率）の両者を把握することが、サービスに対するニーズを把握するうえで必要となってくる。すなわち、病院などの医療機関において痴呆であると診断された者の数だけではなく、それよりもはるかに多いと考えられる（まだ医療機関を受診していない者も含めた）地域社会における痴呆の罹患者数を把握することが必要となるわけである。こうした情報を提供するのが、公衆衛生学の一分野である疫学と呼ばれる分野である。精神科疾患の場合、罹患者の把握（case 把握）が身体的疾患より困難であるため、わが国で信頼性をもった精神科疫学調査が行なわれるようになったのはごく最近のことである。[1] さらに、こうしたニーズ把握だけでなく、急増している痴呆疾患に対し「予防」「早期発見」を推進することは、医療費の高騰の抑止するうえでも重要である。

三、予　防

予防とは、感受性者への危険因子（リスクファクター）の暴露を軽減することによって、疾病の発生を未然に防ぐことである。[9] たとえば、喫煙は肺癌のリスクファクターであり、肺癌発症との間に因果関係が認められることが多くの疫学研究により報告されている。さらに肺癌の予防には、リスクファクターの除去（この場合は、禁煙）が有効であることが示唆されている。精神科疾患にもこれを応用し、予防には、疫学研究で明らかになったリスクファクターを除去または軽減することが必要である。アルツハイマー型痴呆のリスクファクターとしては、加齢、性、遺伝歴、有害物質（アルミニウムなど）、社会経済状態、ダウン症などが示唆されているが、因果関係の確証が得られているのは加齢のみである。しかも、喫煙のようなライフスタイルの改善等で除去できるリスクファクターと異なり、「加齢」というリスクファクターを除去することは不可能であるため、予防策への応用はむずかしいと考えられる。これに対し脳血管性痴呆については、高血圧、糖尿病、心疾患などのリスクファクターが明らかにされており、血圧の適切なコントロール、食生活の改善、適度の運動などを予防策として患者指導に用いる場合も多い。このようにリスクファクターを把握することは適切な予防策には必須であり、痴呆のリスクファクターの解明が、より進むことが望まれているといえよう。

四、早期発見

疾病の早期発見には、癌などの集団検診のほかに、本人自身あるいは家族などが何らかの症状に気付き、医療機関を受診する場合が考えられる。精神科疾患（この場合は痴呆）の場合、検診は存在しないため早期発見はもっぱら医療機関受診によるところが大きい。ここで問題となるのは、痴呆の患者はいわゆる病識がないものが多く、医療機関への受診が遅れる場合が多いことである。図1は、精神科の患者の医療機関への受診経路をモデル化したものである。[2] ここに示したように、このモデルは英国のゴールドバーグらが提唱したものである

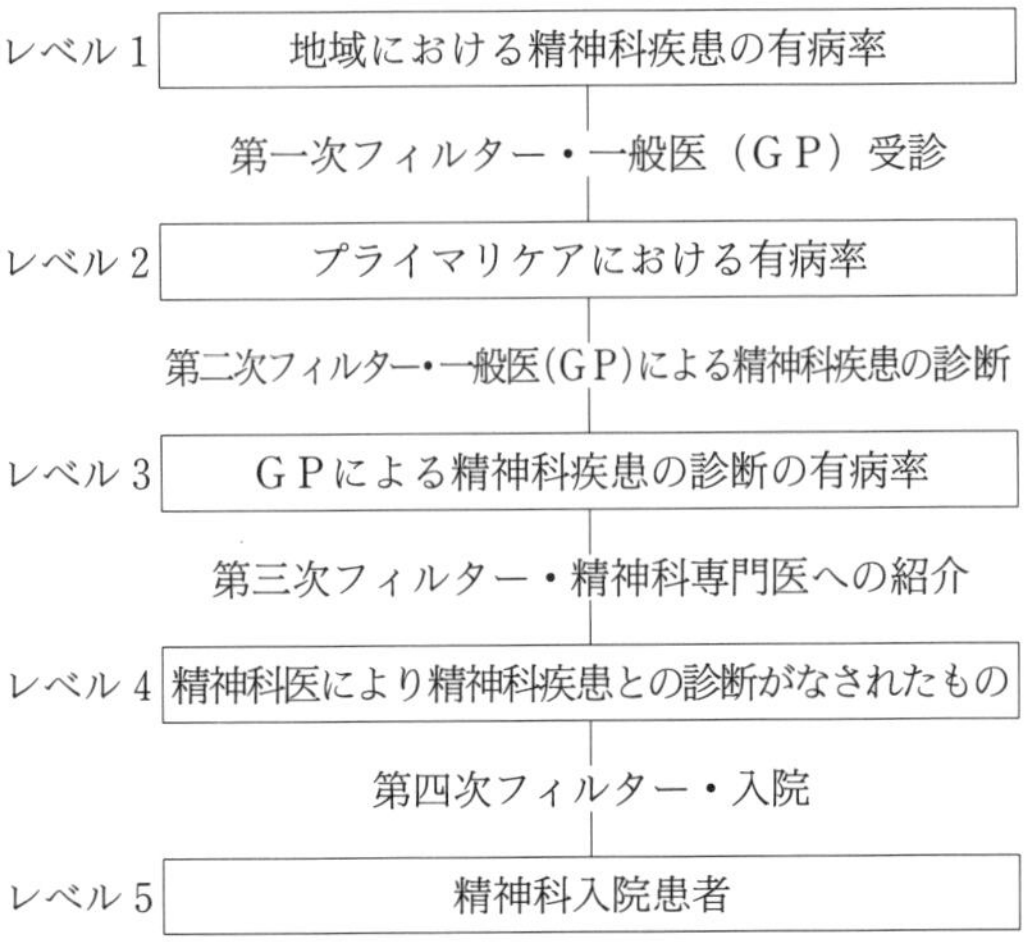

図1　Goldeberg とHuxley のモデル（筆者による邦訳）

が、医療機関への受診とは、まず医療従事者に相談すること（図中の第一次フィルター）からはじまる。たとえば、英国の場合は、はじめに患者が接触するのは、一般医（General Practitioner：Gp)である。Gpが診察のうえ、さらに専門医の診断が必要であると判断した際には、精神科の専門医へ紹介（refer）する。英国では、このようにGpが精神科疾患の早期発見者となる可能性が高いため、Gpを対象とした精神科のシステマティックなトレーニングも盛んに行なわれている。これに対し、わが国では痴呆患者は、(1)地域の高齢者相談窓口に相談する場合、(2)近医あるいは大学病院の内科外来を受診する場合などがある。したがって、これらのプライマリケアの従事者が早期発見の鍵を握っているといえよう。ところで、痴呆のスクリーニング検査には、質問式では長谷川式簡易知能評価スケール[5]、行動観察尺度としては、柄澤式老人知能の臨床的判断基準などがある[6]。これらは優れたスクリーニング検査であり、わが国における疫学調査においても頻繁に用いられている。しかしながら、いずれのスクリーニング法も、保健婦などの医療従事者を必要とし簡便とは言い難い。ジョームらは、(介護者が観察した)認知機能の低下に関する二六の質問項目からなる尺度を開発した[3]。現在では一六項目からなる短縮版も開発されており、表1に筆者の邦訳を示した[4]。このような医療従事者を必要としない検査法は、地域における第一次スクリーニングテストとして有効であろう(筆者は日本語版の作成を検討中である)。こうした簡易的なスクリーニングテストにより、「認知機能低下あり」と判断された者に対し、早めに何らかの介入策を施すことが、本人のみならず、介護者の介護負担を軽減するうえでも重要であると考えられる。

表 1　Jorm による介護者に対する被介護者の認知機能についての質問（筆者による試訳）

あなたが介護されている方は以下のことが、

1．10年前に比べてずっとうまくなった。
2．少しうまくなった。
3．かわらない。
4．少し下手になったようだ。
5．はるかに下手になったようだ。

のうちどれにあたるかお答え下さい。

1	家族や友人の職業や誕生日、住所などを覚えている。
2	最近の出来事を覚えている。
3	2～3日前の会話を覚えている。
4	自分の住所と電話番号を覚えている。
5	今日の日付がわかる。
6	食物をいつもしまっておく場所を覚えている。
7	いつも使っているものがたとえ違う場所にあったとしてもさがすことができる。
8	今まで使っていた機具を今まで通りきちんと使うことができる。
9	新しく購入した機具の使い方を覚えることができる。
10	新しいことを学ぶことができる。
11	本やテレビのストーリーを理解することができる。
12	生活上必要なさまざまなことに対し、自分で決定することができる。
13	買い物の時にお金の計算ができる。
14	自分の預金口座の管理や年金の管理ができる。
15	一日にどれだけ食料品を買うべきかなどの計画がたてられる。
16	まわりの出来事を理解し、どうしてそうなるのかを考えることができる。

五、結　語

高齢化社会の進行と共に、痴呆などの精神科疾患の罹患者は、増加の一途をたどっている。こうした状況のなかで、病院の受診者数ではなく、〝地域社会における当該疾患の罹患者数〟を正しく把握することがますます重要になっている。それは、こうした情報が政策立案、保健福祉資源の効果的な配分に有益な情報を与えるからである。また、医療費の高騰を抑止するためにも罹患者の増加を抑えるような予防策を講じ、罹患者を早期発見することが必要であると思われる。したがって今後は、臨床の場に、これらの公衆衛生学的な視点を取り入れていくことが、ますます重要になってくると考えられる。

文　献

（1）荒井由美子「精神科疫学研究における“case”把握」『社会精神医学』一三（六）一〇二一―一一〇、一九九〇。

（2）Goldberg, G. & H. P. : *Mental Illness in the Community*. Tavistock, London, 1980.

（3）Jorm, A. F., Scott, R., Cullen, J. S. & Mackinnon, A. J. : Performance of the Informant Questionnaire on Cognitive Decline in the elderly (IQCODE) as a screening test for dementia. *Psychological Medicine*, 21 ; 785-790. 1991.

（4）Jorm, A. F. : A short form of the Informant Questionnaire on Cognitive Decline in the elderly (IQCODE) : development and cross-validation. *Psychological Medicine*, 24 ; 143-153, 1994.

（5）加藤伸司「改訂長谷川式簡易知能評価スケールの作成」『老年精神医学雑誌』二、一三三九-一三四七、一九九一。

（6）柄澤昭秀「行動評価による老人知能の臨床的判定基準」『老年期痴呆』三、八一-八五、一九八九。

（7）厚生統計協会『国民衛生の動向』一二九頁、一九九五。

（8）厚生省老人福祉計画課「老人保健福祉計画の意義と展望」『公衆衛生』五八(一二)、八三-八六、一九九四。

（9）Mausener, J. S. & Kramer, S. : *Epidemiology—An introductory text—*. W. B. Saunders Company, Philadelphia, p. 9-12, 1985.

痴呆の臨床診断の科学性
——認知記憶機能に注目して

森嶋友紀子　諸川由実代

一、はじめに

四人に一人が六五歳以上という超高齢化社会を迎える二〇〇〇年を目前にして、痴呆への関心は医療従事者のみならず、一般の人々の間でも高まっている。痴呆性疾患のうち、アルツハイマー型痴呆（Dementia of the Alzheimer's type：ＤＡＴ）はいったん発症すると徐々に進行し、特効的な治療法が確立していない。現在、いくつかの抗痴呆薬が開発途上にあり、治験（承認前の新薬の臨床試験）が行われており、DATの治療の確立のためには早期発見、診断および正確な状態像の評価が不可欠である。

最新の精神医学では、内因性の疾患も生物学的な観点からとらえる研究が進められており、DATにおいても遺伝的研究や診断マーカーの研究が多数報告されている。[4] しかし、現状では臨床応用が可能な診断マーカーはなく、DATの診断および評価は臨床症状に基づいて行うことになる。このようなDATの評価尺度は評価の目的、内容によって分類することができる。[7] 評価の目的としてはスクリーニング、診断、重症度評価および薬効評価に分けることができる。また、評価の内容は記憶機能の評価、記憶以外の認知機能の評価および日常生活動作（Activities of Daily Living：ADL）の評価に分けることができる。しかしながら、診断にしても薬効評価にしても、軽度のDATの記憶機能障害を加齢による記憶機能の低下と区別したり、DATの記憶機能の変化を充分に反映させることのできる評価尺度はないのが現状である。たとえば、精神疾患の診断に広く用いられている米国精神医学会の診断・統計のマニュアル（Diagnostic and Statistical Mannual of Mental Disorders：DSM）-Ⅳ[1]

を用いたＤＡＴの診断を考えてみよう。ＤＳＭ-ⅣではＤＡＴの診断には認知欠損の発現が前提である。認知欠損として記憶障害とともに失語、失行、失認、実行機能の障害のうち一つ以上の障害が存在していなければならない。これらの機能の障害はたとえば三つの単語の遅延自由再生を行い、いくつ正答できたかというテストを行えば実際に点数で確認することができる。ところが、問題は前述したような認知欠損が「社会的または職業的機能の著しい障害を引き起こし、病前の機能水準からの著しい低下を示す」か否かを判断する段階で生じてくる。同程度の物忘れでもＡさん（五〇才の会社員）とＢさん（六五才の退職後の高齢者）では社会生活上の支障はまったく異なるからである。すなわち、記憶障害により日常生活に支障を来しているか否かはその人の置かれた社会的環境により左右されてしまうため、ＡさんはＤＡＴだがＢさんは年齢相応と診断される可能性もでてくる。これらのことから、いかにＤＡＴの評価に客観的な評価尺度が重要であるかがわかると思う。

二、ＤＡＴの臨床評価

１．日常使用されている評価

痴呆の診断補助のため開発されたスクリーニング検査として、Mini Mental State Examination（ＭＭＳＥ）[2]、改訂長谷川式簡易知能評価スケール（ＨＤＳ-Ｒ）[6]、Ｎ式精神機能検査（ＮＤＳ）[3]、国立精研式痴呆スクリーニングテストなどがある。これらの検査は信頼性や妥当性が高く、簡便であり短時間で施行できるため多くの臨床で利用されている。しかし、スクリーニング検査は健常者と明らかに痴呆が疑われる者との鑑別には有用であるが、健常者と痴呆の境界にある者との鑑別をするまでには至らず、筆者もこのような場合はかなり苦労をしており、同様の経験をされている臨床家の方々も多いと思う。また、これらを薬効評価として用いるためには認知記憶障害に対する感度が充分とは言い難い。

2．コンピューター式メモリーテスト（CMT）について

筆者の勤務している聖マリアンナ医科大学の神経精神科外来では、専門外来としてメモリークリニックを設け、加齢に伴う記憶機能の低下と軽度のDATを早期に鑑別する試みを行っており、この目的のためにコンピューター式メモリーテスト（Computerized Memory Test：CMT）を開発した。以下にCMTの内容とDAT診断上の有用性について述べる。

先行研究において、健常者と痴呆の鑑別には遅延再生が最も鑑別力があるとの報告があり、言語記憶機能に焦点を当ててCMTのテストバッテリーを作成した。CMTは記憶課題を中心とした五項目の下位検査から構成されている。紙面の都合上、各検査の詳しい説明はできないため、以下に簡単に各検査項目の説明を検査施行順に述べる。

IVR（immediate verbal recall）：一五単語からなる直後自由再生課題であり、一単語の提示時間は三秒で再生時間は六〇秒間である。

MST（memory scanning test）：IVRと後述するDVR（delayed verbal recall）のマスキング課題であり、三、四、五桁の数字を一つずつ提示し、その後に標的刺激として一つの数字を表示して再認を行うために要する反応時間を測定する。

DVR（delayed verbal recall）：IVRで提示した一五単語の遅延自由再生課題である。

DVRG（delayed verbal recognition）：IVRの一五単語に新項目一五単語を加えた三〇単語からIVRの一五単語を再認する遅延再認課題である。

MFT（memory filtering test）：ひらがな文字が一〇文字、画面上にランダム配置で六〇秒間表示され、表示終了後、三〇秒間の自由再生を行う。再生後、再び六〇秒間の間隔を置き、再度三〇秒間再生を行う。これを合計四回行う反復再生課題である。

CMTの総得点は得失点方式とし、（15－IVR得点）＋（15－DVR得点）＋（30－DVRG得点）＋（MSTの各桁の平均反応時間の合計／1000）＋（40－MFTの四回の合計再生数）と算出している。これまでのCMTを用いた研究で、筆者らは言語記憶の低下が痴呆の初期症状で認められることを明らかにした[10、11、12]。さらに、CMTの信頼性と妥当性を検討した結果、HDS-RやAlzheimer's Disease Assessment Scale[5]（ADAS）とCMTは高い相関を示しており、CMTの並存妥当性を示した。また、健常者や年齢相応の記憶力低下のある者と、痴呆の境界ならびに軽度DATの二群の弁別はCMTの総得点40／41点をcut-off得点と設定した場合、sensitivityが0・79、specificityが0・88となり高い弁別率があることがわかった。健常者とDATの弁別においてはCMTのcut-off得点は25／26点であり、HDS-Rのcut-off得点の20／21点より高い得点であった。このことから、CMTがより軽度の痴呆の判別力を有していると考えられる。また、評価者の相違がCMT総得点に与える影響について検討したところ、評価者間で高い一致度を示した。CMTは被験者への教示もコンピューターで表示するため評価者による影響を受けにくく、このことが評価者間の一致度を高めていると思われる。(8)

3．CMTと他の評価尺度との比較

現在、DATの中核症状である記憶障害に対しての有効性が確認され、上市された治療薬はわが国ではまだない。DATの治療薬はわが国ではすべて治験中のものであり、これらの薬効の適切な評価は急務の課題である。そこで筆者らはCMTとADAS、Mental Function Impairment Scale（MENFIS）、MMSEならびに治療者の評価を同一痴呆患者に同時に評価した場合の一致度を検討した。

対象は聖マリアンナ医科大学神経精神科外来にて、ある抗痴呆薬の臨床試験に参加した患

者一五名とした。服薬期間は三カ月であり、評価回数は臨床試験開始前と投与終了後の二回とし、評価尺度はＡＤＡＳ、ＭＥＮＦＩＳ、ＭＭＳＥならびにＣＭＴを用いた。治験前後における担当医師の評価で、改善ありは七名、改善なしは七名、不変は一名であった。しかし、担当医師の最終評価と各評価尺度の結果は必ずしも一致しなかった。この理由として、ある評価尺度は改善しても他の尺度は逆に悪化することがあり、担当医師がどの機能障害に重きを置くかによって薬効評価にばらつきを生ずる可能性が考えられた。また、薬物投与前後のＭＭＳＥ、ＡＤＡＳ得点の変化をみると、ＭＭＳＥは－3点から＋5点の間、ＡＤＡＳでは－7・6点から＋4・3点の狭い範囲の変化であった。ＭＭＳＥの得点変化は5点以上で臨床的に意味があると報告されている(9)。したがって、ＭＭＳＥやＡＤＡＳでは軽度の認知機能の改善は得点に反映されず、実際に効果のある薬物でも、その薬効が評価されない危険性が生ずる。これに対して、ＣＭＴ得点の変化は－24・6点から＋18・9点の広い範囲に分布しており、より鋭敏に認知機能の変化を評価できるものと考える。

三、おわりに

ＤＡＴの評価尺度にはいろいろなものがあり、それぞれ評価する機能も違う。したがって、評価を行うときには、評価の目的、評価尺度の特性を考えて尺度を選ぶことが重要である。また、わずかな認知記憶機能の変化も鋭敏に検出できる、学習効果が生じにくい、被験者のコンディションに左右されない新しい評価尺度の開発も望まれる。[7]

今後さらに、抗痴呆薬の開発、研究が進んでいけば、治験のみならず、抗痴呆薬が臨床応用される日はそう遠くはないだろう。そうなればより早期段階での痴呆の診断や、投与の判断基準が必要となり、予防医学の点からも痴呆の境界段階からの診断が求められてくる。われわれは、こういう動向のなかでさらに効果的な評価法を探すため、今回述べたような課題を追求するとともに、診断基準や評価尺度の得点は、多くの要因によって変動する可能性があることを念頭に置いて診断を進める必要がある。

文献

（1）The American Psychiatric Association : *Diagnostic and Statistical Manual of Mental Disorders Fourth Edition (DSM-IV)*. American Psychiatric Association, Washington, D. C. 1994.

（2）Folstein, M. F., Folstein, S. E., McHugh, P. R. : "Mini-Mental State" A practical method for grading the cognitive state of patients for the clinician. *J. Psychiatr. Res.*, 12 ; 189-198, 1975.

（3）福永知子、西村健、播口之朗、他「新しい老人用精神機能検査の作成、N式精神機能検査」『老年精神医学』五、二二一-二三一、一九八八。

（4）平井俊策「Biological marker の現状と今後の展望」『老年精神医学雑誌』六、二四-三〇、一九九五。

（5）本間昭、福沢一吉、他「Alzheimer's Disease Assessment Scale（ＡＤＡＳ）日本語版の作成」『老年精神医学雑誌』三、六四七-六五五、一九九二。

（6）加藤伸司、下垣光、小野寺敦志、他「改訂長谷川式簡易知能評価スケールの作成」『老年精神医学雑誌』二、一三三九-一三四七、一九九一。

（7）諸川由実代「薬物効果判定における Alzheimer 型痴呆の評価尺度の問題点」『臨床精神薬理』二、三五-三九、一九九九。

（8）小野寺敦志、青葉安里、山口登、他「軽度アルツハイマー型痴呆早期診断補助のための Computer 式記憶テスト（Computerized Memory Test：ＣＭＴ）の作成と臨床的有用性の検討」『老

年精神医学雑誌』一〇、八三七-八四六、一九九九。
(9) Schmand, B., et al.: What is a significant score change on the Mini-Mental State Examination? *Int. J. Geriatr. Psychiat.*, 10; 411-414, 1995.
(10) 山口登、諸川由実代、渡部廣行、他「アルツハイマー型痴呆の早期診断の試み」『老年精神医学雑誌』7、一七一-一七五、一九九六。
(11) 山口登、諸川由実代、渡部廣行、他「アルツハイマー型痴呆の早期診断の試み、境界状態の六ヶ月後の再評価」『老年精神医学雑誌』八、五七-六二、一九九七。
(12) 山口登、諸川由実代、渡部廣行、他「軽症アルツハイマー型痴呆の早期診断の可能性、境界状態の一年後の再評価による記憶障害の早期発見」『老年精神医学雑誌』八、五七-六二、一九九七。

追　記

本論文の初出掲載後、抗痴呆薬ドネペジル（アリセプト®）が販売開始され、この点において医療状況に変化があります。

初出一覧（掲載順）なお、本書収録に際し改題された論文は、初出時の標題を〈　〉に示す。

エイジレスの時代〈エイジレスの時代と心理臨床〉　長谷川和夫　下仲順子

高齢の夫婦に対する心理的支援――器質性障害を有する夫婦の事例から
〈器質性障害を背景に有する夫婦の事例から〉　黒川由紀子

家族療法からみた祖父母の役割　亀口憲治

長寿国の老人たち――老年期心理への状況論的考察から心理療法的風土へ
高江洲義英　金城司郎　上里隆子　比嘉俊江　島袋朝夫　平野潔
以上、「心理臨床」第七巻四号　一九九四年一二月

高齢者の自殺とその予防〈老人の自殺の実態と念慮者への対応〉　高橋祥友
「こころの臨床ア・ラ・カルト」第一一巻二号　一九九二年六月

高齢化社会における精神医学――公衆衛生学の観点から　荒井由美子　久道　茂
「こころの臨床ア・ラ・カルト」第一四巻四号　一九九五年一二月

痴呆の臨床診断の科学性――認知記憶機能に注目して　森嶋由紀子　諸川由実代
「こころの臨床ア・ラ・カルト」第一八巻二号　一九九九年六月

執筆者（共著の論文は、筆頭著者のみ）　　　　　　（掲載順）

長谷川　和夫（はせがわ　かずお）
聖マリアンナ医科大学

下仲　順子（しもなか　よしこ）
文京女子大学人間学部

黒川　由紀子（くろかわ　ゆきこ）
慶成会老年学研究所

亀口　憲治（かめぐち　けんじ）
東京大学大学院教育学研究科

高江洲　義英（たかえす　よしひで）
いずみ病院

高橋　祥友（たかはし　よしとも）
東京都精神医学総合研究所

荒井　由美子（あらい　ゆみこ）
国立長寿医療研究センター看護介護心理研究室

森嶋　友紀子（もりしま　ゆきこ）
聖マリアンナ医科大学神経精神科

こころのライブラリー　4

エイジレスの時代　**高齢者のこころ**

2001年6月27日　初版第1刷発行

著　　者　長谷川和夫　下仲順子　黒川由紀子　亀口憲治
　　　　　高江洲義英　高橋祥友　荒井由美子　森嶋由紀子

発 行 者　石　澤　雄　司

発 行 所　株式会社 **星　和　書　店**

東京都杉並区上高井戸1-2-5　〒168-0074
電話　03(3329)0031（営業部）／03(3329)0033（編集部）
FAX　03(5374)7186

　Printed in Japan　ISBN4-7911-0447-1